ATS D'ARTILLERIE

OUS LES FORTS DE PARIS

MPIGNY — VILLA-EVRARD

PAR

le Général FAVÉ

EXTRAIT DU SPECTATEUR MILITAIRE

PARIS

IRIE MILITAIRE DE J. DUMAINE

RUE ET PASSAGE DAUPHINE, 30

1874

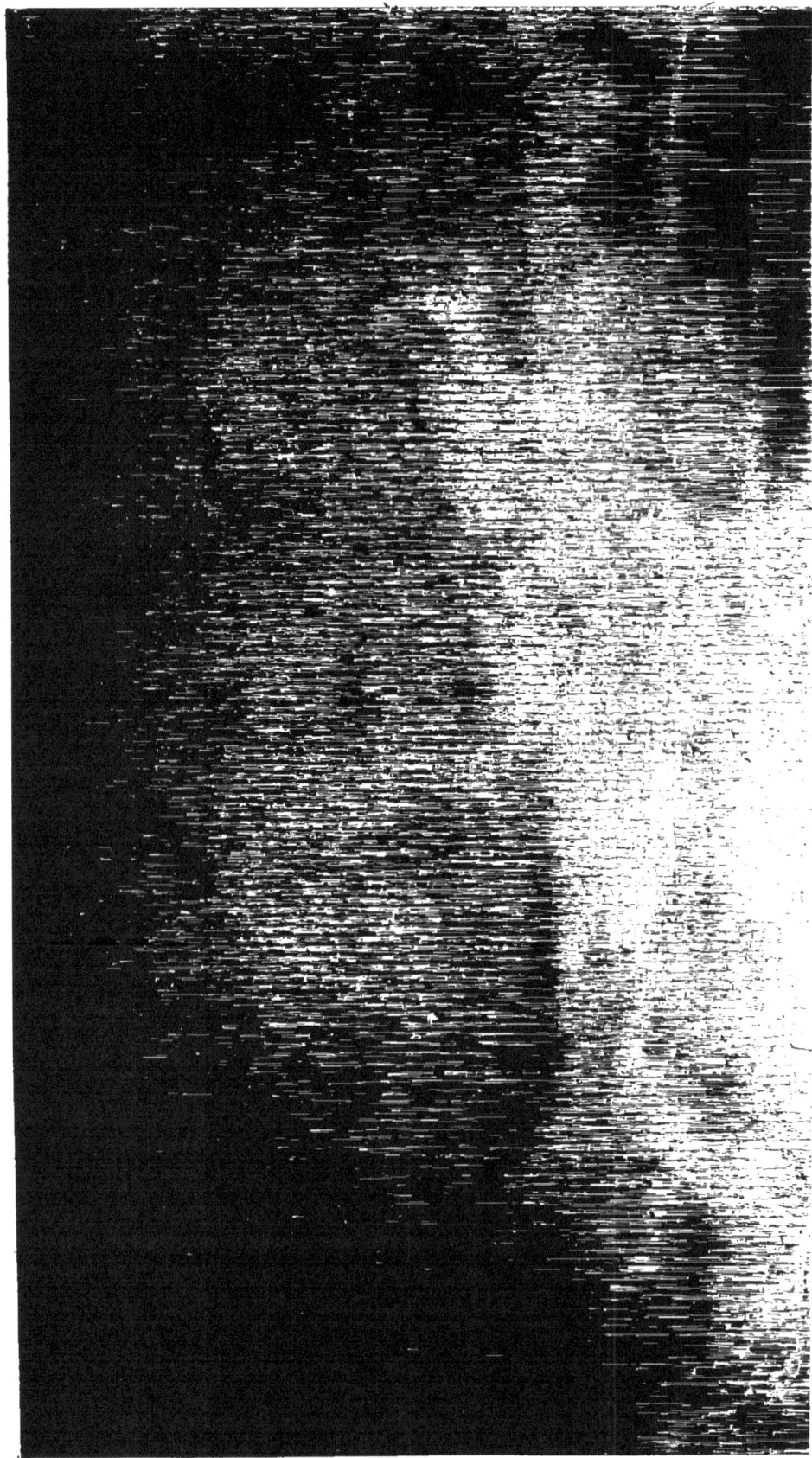

DEUX

COMBATS D'ARTILLERIE

SOUS LES FORTS DE PARIS

PARIS. — IMPRIMERIE DE E. MARTINET, RUE MIGNON, 2.

DEUX
COMBATS D'ARTILLERIE
SOUS LES FORTS DE PARIS

CHAMPIGNY — VILLA-EVRARD

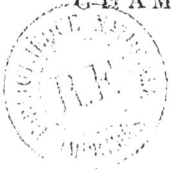

PAR

le Général FAVÉ

EXTRAIT DU SPECTATEUR MILITAIRE

PARIS

LIBRAIRIE MILITAIRE DE J. DUMAINE
RUE ET PASSAGE DAUPHINE, 30

1874

COMBATS D'ARTILLERIE

SOUS

LES FORTS DE PARIS

INTRODUCTION

Dans ce récit de deux combats livrés pendant la dernière guerre par l'artillerie que je commandais, j'entrerai dans des détails beaucoup plus circonstanciés qu'on ne le fait d'habitude. Je me propose en cela un double objet : faire connaître aux jeunes officiers la nature des difficultés qu'ils auront à rencontrer devant l'ennemi ; fournir à ceux qui ont une expérience acquise l'occasion d'appliquer leurs connaissances et d'accroître leur instruction. Si je remplis bien la tâche que je me suis imposée, le lecteur pourra se mettre complétement en mon lieu et place ; à l'abri de tout danger et dégagé de toute responsabilité, il arrêtera ses idées sur la conduite qui était à tenir, sur la décision qui était à prendre dans chaque circonstance de la lutte. Cette conduite, cette décision ne dépendent pas seulement du nombre des troupes et des accidents de terrain : tous les éléments qui influent sur la valeur des troupes doivent entrer en ligne de compte. La discipline des soldats consacrés à la défense de Paris avait subi le plus dangereux des ébranlements, celui d'une révolution politique, et cela au

1

moment où l'ennemi s'avançait victorieux. Tous les sous-
officiers et tous les officiers des bataillons de garde mobile
ont dû cesser les fonctions qui leur avaient été attribuées
par le gouvernement précédent, et tous les grades furent
mis à l'élection dans la garde nationale mobile comme dans
la garde nationale sédentaire.

Nous savons aujourd'hui que les milliers de canons et
les 400 000 hommes de la défense n'ont pas fait subir aux
Allemands en quatre mois une perte égale ou même com-
parable à celle qu'ils ont éprouvée en face de notre armée
de Metz dans chacune des deux batailles du 16 et du
18 août; et cela en tenant compte de toutes attaques faites
en avant des murs de Paris. Ainsi, pour que le lecteur puisse
se bien pénétrer de ce qu'était la situation morale de notre
armée à l'époque des deux combats que nous avons à ra-
conter, nous commencerons par jeter un coup d'œil sur
l'intérieur de Paris.

PARIS INVESTI.

Pendant la première période de cette malheureuse guerre,
j'avais rempli à l'armée du Rhin les fonctions d'aide de
camp de l'empereur. Sa Majesté, après avoir abandonné le
commandement de l'armée, arriva au champ de Châlons
avec l'intention de rentrer immédiatement à Paris. Après
le conseil qui se tint au camp et dans lequel il fut décidé
que le général Trochu serait nommé gouverneur de Paris,
l'empereur me désigna pour être employé dans la défense
de cette place, et me donna l'ordre d'accompagner le général Trochu, qui partait immédiatement.

La troisième armée prussienne, commandée par le prince
royal, marchait dans cette direction; elle semblait devoir

parvenir à très-bref délai sous les murs de notre capitale.
Je fus très-étonné, à mon arrivée, de trouver les habitants
calmes et n'admettant pas l'idée d'un danger prochain. Personne ne voyait encore que la France n'avait plus assez de
forces disponibles pour arrêter la marche du vainqueur, et
personne ne voulait sortir d'une illusion décevante pour
admettre une réalité terrible.

Une première lettre de service me mit à la disposition
du gouverneur. J'eus à parcourir dans cette situation
toutes les parties de l'immense circuit des ouvrages de défense : je visitai successivement les redoutes en construction en avant des forts détachés, les forts eux-mêmes et
les remparts de l'enceinte. Chaque matin j'avais à rendre
compte au gouverneur de l'état des préparatifs de défense,
et j'avais à lui proposer les moyens à prendre pour les ac-
célérer.

Je fus ensuite nommé commandant en second de l'artillerie de l'enceinte et des forts de la rive droite. L'artillerie
de la défense avait à remplir une tâche laborieuse et difficile pour être prête à tirer le canon sur tous les remparts
des forts et de l'enceinte quand l'ennemi se présenterait
devant leurs murs ; les circonstances exigeaient que l'armement fût prêt à temps pour donner confiance non-seulement à une immense population, mais aussi aux défenseurs, composés d'hommes qui ne connaissaient rien du
métier de soldat. Le personnel affecté à l'artillerie fut en
partie recruté parmi des gardes nationaux inexpérimentés
dans le chargement des pièces. Il fut mis immédiatement
en activité pour commencer son instruction, mais sur
toutes les parties de l'enceinte se présentèrent des obstacles
imprévus. Les gardes nationaux placés en sentinelle soit
sur les terres-pleins, soit au pied des remparts, avaient

l'esprit si troublé qu'ils croyaient voir partout des espions prussiens. Les canonniers se présentant, même en troupes, avec leurs sous-officiers et leurs officiers, se voyaient à tout instant arrêtés par un *halte là*, et ne pouvaient pas toujours approcher de leurs pièces, même après de longs pourparlers. Les officiers supérieurs, les officiers généraux en uniforme, étaient encore plus entravés dans l'exercice de leurs fonctions. Aucune explication verbale, aucune consigne écrite ne réussit à déraciner la croyance devenue épidémique que des espions prussiens étaient cachés sous les uniformes des officiers français. Quand cette idée fixe vint à s'affaiblir, elle fut remplacée par une autre : les imaginations surexcitées crurent voir, dans toutes les habitations bordant les remparts, des lumières mises en mouvement d'une fenêtre à l'autre pour adresser à l'ennemi des signaux convenus.

La présence de cet ennemi en face de nos murailles fit néanmoins comprendre aux gardes nationaux la nécessité de se conformer aux indications des hommes qui savaient à quoi servent les remparts ; elle agit donc favorablement sur les esprits et les amena à se plier aux nécessités de la subordination. Mais pendant que l'état moral des défenseurs d'ordre civil s'améliorait sous ce rapport, celui des troupes régulières avait reçu un coup fatal.

Au moment où l'ennemi arriva devant la place, le nombre des hommes armés pour la défendre était devenu très-considérable. Il comprenait des troupes de ligne, des bataillons de garde nationale mobile du département de la Seine et des autres départements, des gardes nationaux sédentaires. La troupe de ligne formait deux corps d'armée presque complets, qui présentaient à l'observateur superficiel les apparences trompeuses d'une organisation régulière.

C'est faute de tenir compte de leur faiblesse réelle que l'on commit l'imprudence de courir trop hardiment à une rencontre funeste. Le 19 septembre, les troupes allemandes, voulant investir la place sur la rive gauche de la Seine, avaient traversé cette rivière en amont de Paris, à Villeneuve-Saint-Georges. Elles marchaient sur Versailles en laissant Paris sur leur droite, et elles passaient à proximité, quoique hors de portée, des forts de la rive gauche. Les attaquer pendant cette marche de flanc paraissait d'autant plus facile et plus avantageux que des redoutes d'un fort profil avaient été mises en construction par la commission de défense sur les hauteurs de la rive gauche situées au delà de nos forts permanents. Celles du Moulin-Saquet, des Hautes-Bruyères, de Bagneux, de Châtillon, du Moulin de Pierre de Clamart, sans être complétement achevées, pouvaient fournir de bons points d'appui à une ligne de bataille; elles semblaient devoir permettre aux troupes françaises soit de résister en tenant leurs lignes en arrière, soit de se porter en avant avec la certitude d'une retraite assurée. Dans tous les cas, l'issue la plus défavorable ne semblait devoir rien compromettre, alors que nos forts permanents, protégés par leurs escarpes maçonnées, avaient été armés de gros canons tout prêts à faire feu.

Malgré toutes les prévisions contraires, l'entreprise se termina par un échec, et les conséquences en furent déplorables. L'ennemi n'eut pas plus tôt aperçu les dispositions faites pour attaquer son flanc droit qu'il prit très-promptement l'offensive. Les troupes françaises qui avaient été portées en avant de la redoute de Châtillon opérèrent un mouvement de recul qui les plaça en arrière et sous la protection de la redoute; mais néanmoins le général en chef, après avoir supporté le plus longtemps possible le feu de l'artillerie ennemie, fut contraint d'évacuer la redoute. On y laissa huit pièces de campagne. Les troupes envoyées à la droite dans la direction de Clamart et à la gauche vers Bagneux avaient déjà, du moins en partie, perdu ou abandonné leur terrain. La retraite, quoique favorisée et on pourrait dire assurée contre toute poursuite par les canons des forts et de l'enceinte, s'opéra, sauf pour un petit nombre de nos troupes, dans une très-grande confusion. La démoralisation des soldats dépassa bientôt sur certains points tout ce qu'on pourrait dire; ceux qui se pressaient aux portes les plus rapprochées, comme ceux qui rentraient après de longs détours par des portes éloignées, s'efforçaient de propager le mécontentement sur leur passage en se disant trahis.

Heureusement que la population de Paris, témoin de ce triste spectacle, n'en fut point découragée; elle témoigna une répulsion marquée pour les actes de lâcheté et réprima le scandale qu'elle avait sous les yeux. Mais cet échec n'en eut pas moins des conséquences déplorables : on évacua immédiatement tous les ouvrages que la commission de défense avait entrepris, toutes les positions dont elle avait reconnu l'importance. On abandonna non-seulement les redoutes situées sur la position où l'on avait combattu, mais celles de Meudon, de Sèvres, de Brimborion, de Ville-d'Avray, de Montretout! Ces ouvrages furent livrés à l'ennemi avant qu'il fût en état de venir les occuper; il ne posa même jamais le pied sur ceux de la presqu'île de Gennevilliers, qui avaient été évacués comme les autres, quoique étant protégés par la Seine. Le gouvernement fit sauter les ponts de Sèvres, de Billancourt, de Saint-Cloud, d'Asnières, de Clichy et de Saint-Ouen.

Comme on avait évacué même les villages placés au pied

des forts de la rive gauche, on en vint, après le combat, à prévoir et à redouter une attaque immédiate contre l'enceinte de la place, en arrière de nos forts! Celles de nos troupes qui, ayant été postées ce jour-là du côté de Créteil, sur la rive droite de la Seine, n'avaient pris aucune part à l'action, furent appelées précipitamment dans Paris pour aller occuper les remparts de l'enceinte que l'ennemi aurait pu insulter immédiatement, comme on le voit dans le bel ouvrage du général Vinoy, *le Siége de Paris*, où l'on trouve à ce sujet (page 151) des détails circonstanciés.

Comment une entreprise qui était basée sur les règles les plus élémentaires de l'art militaire et qui ne semblait exposée à aucun risque, a-t-elle pu avoir des conséquences aussi funestes? L'explication complète de ce fait se trouverait sans doute moins dans les dispositions prises pour le combat que dans la faiblesse de nos troupes. Formées à la hâte d'hommes manquant pour la plupart de toute instruction pratique, elles n'avaient pas les officiers et les sous-officiers dont le nombre est indispensable pour constituer des corps, surtout lorsque les soldats ont peu d'instruction individuelle. Les officiers généraux ne connaissaient ni les officiers de leurs états-majors, ni les chefs de corps placés sous leurs ordres; et ceux-ci ne connaissaient pas non plus leurs subordonnés immédiats. Les rouages d'une telle machine ne pouvaient donc point fonctionner énergiquement sans qu'elle courût risque de se détraquer. Le sentiment de l'impuissance affaiblissait dans tous les rangs un état moral déjà fort ébranlé par les échecs désastreux de nos meilleures troupes. Disons donc en passant : 1° qu'une troupe doit être dirigée par des cadres d'autant plus expérimentés, d'autant plus solides, que les soldats sont plus jeunes ou que la levée s'en est opérée plus vite ; 2° que

dans toute entreprise de guerre l'état moral des troupes
est le premier élément à considérer. Avec des troupes sans
confiance en elles-mêmes, avec des soldats manquant d'instruction individuelle, on ne peut entreprendre sous le feu
de l'ennemi aucun mouvement d'ensemble sans tomber
dans la confusion, sans arriver à une panique.

Le malheureux début de la défense de Paris par cette
affaire de Châtillon avait porté un coup si fatal aux troupes
engagées que leur confiance en elles-mêmes ne se releva
ensuite que très-lentement et qu'elle avait à peine, plus de
deux mois après, atteint son niveau primitif.

L'ennemi se contenta de placer ses avant-postes assez
près de nous pour qu'étant en contact avec les défenseurs,
ils fussent en état de le tenir toujours informé des entreprises de la place avant leur exécution. Il cantonna ses
troupes hors de notre vue et les mit au travail pour forti-
fier sa ligne de contrevallation, qui fut établie hors de la
portée de nos canons et composée d'ouvrages irréguliers
qui se plièrent aux formes du terrain et laissèrent entre
eux de grands intervalles. On pouvait suivre l'exécution
de quelques-uns de ces travaux en montant, dans l'intérieur
de la place, sur les édifices où des observatoires avaient été
installés; mais de nulle part on n'apercevait ni les sentinelles avancées, ni les petits postes, qui prenaient le plus
grand soin de se tenir masqués.

La défense ne demeura pas longtemps dans l'excès d'a-
battement qui suivit l'affaire de Châtillon. Une partie des
troupes du 13ᵉ corps d'armée, celles qui, restées sous le
commandement du général Vinoy, n'avaient pas participé à
la malheureuse attaque du 19 septembre, furent habilement employées à des entreprises mieux proportionnées à
leur force. Elles refoulèrent d'abord l'ennemi hors des vil-

lages et des positions trop rapprochés des forts; elles réoccupèrent dès le 22 septembre le village de Villejuif, puis les redoutes inachevées du Moulin-Saquet et des Hautes-Bruyères; elles réussirent à en chasser l'ennemi avec l'aide de l'artillerie des forts, et livrèrent des combats qui ne furent pas sans quelque gloire. On put dès lors les faire camper hors de l'enceinte·et entremêler avec les bataillons de ligne des bataillons de gardes mobiles qui commencèrent leur apprentissage de la guerre. Dans la journée du 30 septembre, où le général Vinoy fit aborder l'ennemi dans les villages de Choisy-le-Roi, de Thiais, de l'Hay et de Chevilly, nos troupes furent engagées vivement sur tous les points, et si elles ne réussirent pas à éloigner définitivement les Allemands, elles les obligèrent à déployer leurs forces. Les troupes du 13ᵉ corps se montrèrent ce jour-là capables de supporter sans découragement des pertes notables et d'exécuter ensuite leur retraite en bon ordre. Le 13 octobre encore, le général Vinoy attaqua plus à droite les villages de Bagneux et de Châtillon, pour obliger l'ennemi à garder partout les positions prises. Ce jour-là nos troupes, agissant toujours sous la protection de l'artillerie des forts, témoignèrent encore mieux des progrès qu'elles faisaient journellement pour le calme et l'aplomb.

Le 21 octobre, le général Ducrot, qui comptait sous son commandement des forces plus considérables, livra en avant du mont Valérien un grand combat longuement préparé, qui, sans nous donner la possession d'aucune position importante, montra du moins que tous nos soldats avaient recouvré le sentiment de l'honneur militaire. Huit jours après, d'autres troupes françaises, composées en grande partie de gardes mobiles, enlevèrent dans la plaine Saint-Denis le grand village du Bourget, dont elles chassèrent la garde royale de Prusse par une attaque très-vive. Les vainqueurs s'y installèrent avec la résolution de bien garder cette conquête, mais elle nous fut malheureusement enlevée deux jours après, et cet échec, coïncidant avec la nouvelle de la capitulation de Metz, occasionna des désordres populaires si dangereux que le gouvernement presque en entier demeura pendant plusieurs heures au pouvoir de l'insurrection.

L'artillerie n'avait pas cessé de travailler avec ardeur pour armer les forts et l'enceinte, pour confectionner les munitions et pour les placer sous des abris voûtés ou blindés à proximité des canons. On dut instruire un personnel complétement inexpérimenté; on eut à déterminer en dehors des ouvrages les emplacements des batteries à établir pour le cas où l'ennemi entreprendrait un siége régulier. J'avais moi-même trouvé dans le parc Legentil, du village de Saint-Ouen, un emplacement très-favorable à la défense, pour le cas où l'ennemi, entrant dans la presqu'île de Gennevilliers, entreprendrait des approches destinées à le conduire jusqu'aux murailles de l'enceinte sans avoir à prendre aucun des forts détachés. Je fis établir sur cette position dominante trois batteries masquées, dont l'armement devait être augmenté en cas de besoin. Le mur du parc, crénelé et flanqué au moyen de tambours, rendit ce poste aussi sûr que nos forts mêmes. Il était protégé d'un côté par la Seine, de l'autre par les forts de l'Est, et ne pouvait être menacé que d'un coup de main tenté sans artillerie. Le général Duboys-Fresnay, qui dirigeait le service du génie dans cette partie, avait ordonné tous les travaux que cette occupation nécessitait.

Nous savons aujourd'hui, par la relation du génie prussien, que le projet d'attaquer Paris par la presqu'île de

Gennevilliers avait été arrêté dans le conseil de guerre de l'armée assiégeante : il fut entravé par les difficultés qui retardèrent l'arrivée du parc d'artillerie.

L'artillerie de la défense était parvenue à se mettre entièrement en mesure, avant l'investissement, de repousser à elle seule toute attaque de vive force contre les forts ou l'enceinte ; elle obligea l'ennemi d'éloigner assez ses camps de nos murailles pour qu'ils fussent hors de la portée de nos plus grosses pièces.

Malheureusement le gouvernement, dans sa faiblesse, ne se contentait pas de ce que les bouches à feu pouvaient faire d'utile ; dès qu'on croyait apercevoir le plus petit groupe d'ennemis ou même un soldat isolé, dès qu'on soupçonnait qu'un petit poste pouvait se tenir masqué sur un point quelconque à notre portée, on ordonnait le feu de nos canons du plus fort calibre, et le tir devait être continué pendant la nuit comme pendant le jour, sans aucun objet déterminé, sans aucune utilité possible. L'ennemi se contentait de déplacer quelque peu ses sentinelles et ses petits postes ; il voyait dans le spectacle de ces projectiles dépensés aussi inutilement de tous les côtés un témoignage manifeste du trouble d'esprit des défenseurs, et cela augmentait sa confiance dans le succès final.

Pendant ce temps, la garde nationale de Paris se familiarisait avec la présence de l'ennemi ; elle prenait confiance dans des remparts dont il se tenait si éloigné. La population dans son ensemble, riches, pauvres, femmes et enfants, se montrait de plus en plus résolue à tout souffrir, les privations, la faim, le danger, pour attendre l'heure d'un triomphe qu'elle regardait comme certain. Elle ne cessa pas un moment de croire à une prochaine victoire : l'ennemi devait être anéanti soit par la levée formidable des départements, soit par une sortie décisive que tous les hommes armés, soldats, gardes mobiles, gardes nationaux, opéreraient avec ensemble et réunis en masses! Les bataillons de garde mobile ne partageaient plus cette aveugle confiance depuis qu'ils avaient été aux prises avec le danger, mais ils s'étaient quelque peu disciplinés, aguerris, et le patriotisme ne leur manquait pas.

Le mois de novembre fut consacré à réorganiser toutes les forces dont la défense pouvait disposer. Ce n'était pas une petite affaire, car Paris comptait près de 400 000 hommes habillés et armés. La multitude, placée sous l'influence des journaux et des clubs, se plaignait d'une trop longue inaction, et douta moins que jamais qu'on ne pût avec un tel nombre de combattants forcer facilement une partie de la ligne de blocus longue et mince de l'ennemi. Le gouvernement, qui se voyait accusé journellement de ne pas savoir employer des forces aussi nombreuses, livra à la publicité un décret qui faisait connaître l'organisation de trois armées. La 1re armée était entièrement formée avec les bataillons actifs de la garde nationale sédentaire, mais elle ne contenait rien plus. La 2e armée comprenait les meilleurs éléments que l'on possédât en troupes de ligne et en gardes mobiles; elle fut partagée en trois corps d'armée, compta une artillerie nombreuse, et s'éleva à 105 000 hommes. La 3e armée comptait six divisions d'infanterie qui n'étaient point reliées l'une à l'autre et qui manquaient d'artillerie. Elle avait reçu les troupes regardées comme les plus faibles.

I

CHAMPIGNY.

Le jeudi 24 novembre, M. le général Trochu, gouverneur de Paris, me confia le secret d'un plan d'attaque depuis quelque temps préparé. La 2e armée devait passer la Marne en amont de la presqu'île de Saint-Maur. Les trois forts de la Faisanderie, de Gravelle et de Nogent, une redoute construite un peu en avant du village de Saint-Maur, dans la presqu'île, et plusieurs batteries élevées à la droite de la redoute devaient concourir par leur feu au succès de l'opération. Le gouverneur me donna verbalement le commandement non-seulement des trois forts et de la nouvelle redoute, mais aussi des nombreuses batteries fixes qui avaient été construites depuis la haute Seine jusqu'au village de Nogent-sur-Marne. Des troupes d'infanterie seraient mises à ma disposition en nombre suffisant pour assurer la sécurité de la presqu'île; les troupes comme les pièces ne devaient arriver dans leurs positions que le plus tard possible, c'est-à-dire au moment de l'exécution, pour éviter que l'ennemi pût soupçonner le projet et surtout pour empêcher que les journaux, trop préoccupés de satisfaire la curiosité publique, ne signalassent les préparatifs. Le général Trochu m'offrit d'étendre le commandement qu'il me donnait au delà du fort de Nogent, et d'y comprendre l'artillerie qui devait aller occuper le plateau d'Avron dans le but d'éloigner l'ennemi des bords de la haute Marne. Appréciant très-haut l'importance des fonctions que j'aurais à remplir, j'exprimai le désir que mon commandement ne s'étendît pas au delà du fort de Nogent. Je pensais que je ne pourrais pas, de la presqu'île de Saint-Maur où mon poste me semblait marqué, communiquer avec le plateau d'Avron assez vite pour être exactement renseigné sur la situation et pour décider en temps utile.

Je dus, en sortant de chez le gouverneur, aller immédiatement chez le général en chef de la 2ᵉ armée. M. le général Ducrot précisa l'intention qu'il avait de faire passer la Marne à son armée entière sur une dizaine de ponts qui seraient tous jetés dans le rentrant prononcé de la rivière, c'est-à-dire entre les villages de Joinville-le-Pont et de Nogent. (Voir la carte.) Après être entré dans diverses considérations sur les avantages de ce plan, il ajouta qu'il avait étudié lui-même toutes les positions occupées par l'ennemi autour de Paris, qu'il l'avait tâté partout, et que c'était en cet endroit qu'il fallait aller l'attaquer. Le général commandant l'artillerie de la 2ᵉ armée avait été mandé pendant cette entrevue, après laquelle il me donna, sur les moyens d'action qui seraient mis à ma disposition, les renseignements qui m'étaient nécessaires. Il m'informa que c'était à un ingénieur des ponts et chaussées, M. Ducros, qu'avait été depuis un assez long temps confié le soin de faire construire secrètement des batteries fixes dans la vallée de la haute Seine, vers Créteil, dans la boucle de la Marne où se trouve le village de Saint-Maur, et encore plus en amont, sur la rive droite de cette rivière, dans le village de Nogent. Ces batteries avaient été construites en grand nombre. M. Ducros en connaissait seul l'emplacement exact et la destination précise. Le général ne savait bien qu'une chose, c'est que les ressources en matériel et en personnel d'artillerie n'étant pas aussi considérables qu'on l'avait cru en construisant les épaulements, les bouches à feu disponibles ne suffiraient certainement pas à beaucoup près pour les armer tous : d'ailleurs le matériel dont on pouvait disposer me serait prochainement envoyé. Toutefois je devais faire savoir auparavant quels seraient les épaulements à armer par ordre de préférence. Muni de ces renseignements, je me fis conduire sans perdre un moment chez M. Ducros, l'ingénieur, et je pus, le même jour, convenir avec lui que le lendemain matin nous partirions ensemble pour parcourir dans toute son étendue la position que je tenais à étudier sans retard. Je voulais reconnaître l'emplacement et l'objet de chaque épaulement, apprécier son degré d'utilité présumable, d'après l'appui qu'il pourrait prêter au projet d'attaque qui m'avait été confié.

Je commençai le 25 novembre la reconnaissance de ces positions. Je les décrirai ici dans le sens où je les ai parcourues en allant de la droite à la gauche.

Un épaulement pour six canons de 12 avait été élevé sur la rive gauche et près du bord de la haute Seine, à 1200 mètres ouest du village de Vitry (il est marqué sur la carte ci-jointe par la lettre A). Le feu en pouvait être dirigé partie sur l'espace compris depuis le village de Thiais jusqu'à celui de Choisy-le-Roi, sur la rive gauche de la Seine, partie sur la rive droite, vers le carrefour Pompadour, qui est formé par la rencontre de cinq routes ou chemins. La distance de cet épaulement au carrefour est de 2200 mètres environ, et sa distance au village de Choisy-le-Roi de 2500 mètres.

Sur la rive droite de la Seine, un épaulement B avait été établi sur le chemin de fer de Paris à Lyon, au nord-est du précédent, pour trois bouches à feu devant battre le village de Choisy-le-Roi à 4 kilomètres et celui de Thiais à 5 kilomètres environ. Il devait être armé de canons de marine.

A l'est, et non loin du précédent, un épaulement C avait

été établi pour battre à grande distance la hauteur de Montmesly, qui, formant une croupe accentuée entre les vallées
de la Seine et de la Marne, avait semblé une position importante dont la possession pourrait être disputée. La distance de l'épaulement aux points à battre dépassait 3500
mètres.

A l'ouest du précédent, un épaulement D avait été préparé en arrière de Créteil pour vingt-deux bouches à feu
dont neuf canons à balles. L'épaulement était tracé dans
plusieurs directions, de manière que les bouches à feu pouvaient tirer partie sur la route de Choisy-le-Roi au carrefour Pompadour à 4000 mètres, partie dans la plaine entre
le carrefour et le village de Mesly, et partie à 3500 mètres,
sur les pentes est de Montmesly, celles qui regardent la
Marne.

La ligne formée par les épaulements B, C, D était précédée d'une ligne de batteries portée plus en avant. Celle-ci
était établie au delà du village de Créteil; à l'ouest, dans
le parc de l'archevêque, un épaulement E pouvait recevoir
trois bouches à feu battant à 2000 mètres environ le carrefour Pompadour; tout auprès, dans le même parc, un
épaulement F pour vingt pièces devait servir à battre le
Montmesly.

A l'est des précédents, un épaulement G disposé pour
onze bouches à feu devait battre à moins de 2000 mètres
les pentes est du Montmesly qui font face à la Marne.

Enfin un épaulement H, placé à l'est du précédent et non
loin de la Marne, avait été établi pour onze bouches à feu
qui devaient battre soit les mêmes pentes du Montmesly, soit
le village de Bonneuil à une distance un peu moindre que
3000 mètres.

D'autres épaulements avaient été élevés dans la presqu'île

Saint-Maur, sur la rive droite de la Marne, pour croiser leurs feux avec ceux des précédents qui battaient le Montmesly ou Bonneuil.

Au port de Créteil, l'épaulement I avait été établi pour huit pièces de 12 devant battre le Montmesly à 2500 mètres.

A l'église d'Adamville, l'épaulement K pouvait recevoir cinq canons de 12 tirant à 2000 mètres sur le village de Bonneuil.

Plus au sud, au lieu dit le bois des Corneilles, l'épaulement L était préparé pour douze pièces de 12 pouvant tirer sur la route qui va de Bonneuil à Ormesson. Au sud-ouest du précédent, au lieu dit le bois des Moines, l'épaulement M préparé pour huit pièces de 12 pouvait battre à 2800 mètres le village de Sucy-en-Brie.

Je remarquai en passant qu'il y avait des épaulements pour quatre-vingts pièces à peu près, qui étaient dirigés vers le Montmesly ou préparés en vue d'en maintenir la possession. J'appris un peu plus tard que ces dispositions avaient été faites pour un projet d'attaque maintenant abandonné. En effet, avant d'adopter le plan qui consistait à passer la Marne entre Joinville-le-Pont et Nogent, puis à se porter en avant pour attaquer la ligne d'investissement dans cette partie, on avait eu l'intention d'effectuer le passage de la Marne sous la protection du fort de Charenton, et de percer la ligne d'investissement vis-à-vis l'intervalle compris entre la Marne et la haute Seine. L'occupation du Montmesly eût été le préliminaire indispensable à l'exécution de ce projet, ce qui explique comment des épaulements avaient été établis en si grand nombre pour nous assurer la prise et la possession de cette hauteur.

En continuant ma reconnaissance, j'arrivai à un empla-

cement N, situé au nord-est de l'épaulement M, près de
la courbe du chemin de fer. De là on battait à moins de
2 kilomètres le village de Chennevières. Cette position me
parut importante : elle pouvait nous aider mieux que toute
autre à nous emparer de ce village que nos troupes auraient
sans doute à occuper ; je fis donc ouvrir dans un grand mur
de clôture une quarantaine d'embrasures non démasquées,
avec l'intention d'y porter au besoin un grand nombre de
bouches à feu qui prendraient des vues non-seulement sur
Chennevières, mais sur les pentes qui s'étendent de ce village à celui de Champigny. Je visitai ensuite la redoute du
réservoir O, placée à l'ouest de la position N, tout près de
la Marne. Elle comprenait une partie haute disposée pour
quatre pièces de 12 de siège et une partie basse disposée
pour deux canons de 24 de siège et pour trois canons de
12 de siège. Les canons de cette batterie pouvaient porter
le feu dans l'intervalle compris entre la direction du village
de Cœuilly, situé à 3500 mètres, et celle du village de Villiers, distant de 4000 mètres. La partie haute du village de
Champigny était battue de là à très-bonne portée, et comme
cette partie haute, incomplétement représentée sur le plan,
comprenait un petit bois, de fortes maisons très-espacées,
des murs et des couverts nombreux, je voulus éviter que
l'ennemi en pût tirer parti contre nous ; je fis donc déterminer, à côté de la redoute, des emplacements destinés à
des canons de campagne combinant leur action avec celle
des neuf canons de la redoute.

En continuant à marcher au bord de la Marne vers l'ouest,
j'arrivai à un ouvrage P, le plus considérable de tous ceux
qui avaient été construits. C'était une redoute à fort profil,
qui avait des embrasures tracées dans deux directions formant presque un angle droit. L'une des faces était tournée

contre le Montmesly, distant de 3800 mètres ; l'autre pouvait tirer depuis la direction du village de Cœuilly jusqu'à celle du village de Villiers. La redoute avait été établie en vue d'atteindre jusqu'à ces deux villages, quoiqu'ils en fussent éloignés à peu près de 5000 mètres ; elle pouvait battre plus efficacement les pentes de Champigny, situées à moins de 3000 mètres. Cette redoute dite de *Saint-Maur* avait été faite pour recevoir surtout des canons de marine de 16 centimètres et des canons de 24 ; mais les canons de 12 de siége, qui formèrent plus tard la plus grande partie de son armement, ne pouvaient pas atteindre à 4000 mètres, jusqu'aux villages de Villiers et de Cœuilly. Il est à remarquer que l'affaiblissement de l'armement de la redoute en ce qui regarde la puissance de ces bouches à feu se produisit tout à fait en dehors de mon intervention, j'avais à faire usage des bouches à feu qui m'étaient envoyées ; j'en disposais après leur arrivée, mais je n'avais pas eu à déterminer leur nature. Cette mesure avait été concertée entre le général commandant l'artillerie de la 2ᵉ armée et le général commandant supérieur de l'artillerie de Paris, qui seul avait connaissance de ce que ses ressources lui permettaient de faire quand il fallait fournir et transporter non-seulement les bouches à feu, mais leurs affûts et leurs munitions. Ce changement d'armement n'a pas dû demeurer ignoré du commandant en chef de la 2ᵉ armée ; il a diminué, avec l'étendue de nos portées, l'effet à attendre de nos feux quand ils seraient dirigés sur les hauts plateaux.

De la redoute Saint-Maur on voyait les positions dont notre armée avait à s'emparer tout d'abord. A partir des ponts de bateaux qui devaient être établis entre Joinville-le-Pont, Nogent-sur-Marne, le terrain forme une plaine qui

est peu élevée au-dessus de la rivière et qui s'étend jusqu'au village de Champigny. Une route partant de Joinville-le-Pont se bifurque dans la plaine pour se diriger à
droite vers Champigny, à gauche vers Villiers. A Champigny
on trouve des pentes qui montent de 60 mètres pour arriver à la hauteur des plateaux de Chennevières et de Villiers.
Plus au sud, les pentes qui descendent de Chennevières à la
Marne sont très-rapides, et ce dernier village domine fortement toute la presqu'île de Saint-Maur. Le village de
Cœuilly ne se voit pas du tout de la redoute de Saint-Maur,
parce qu'il est masqué par les hauteurs de Champigny. On
reconnaît par l'examen de la carte qu'il est adossé à un bois
assez grand. Le village de Villiers s'aperçoit un peu, mais
il est trop éloigné pour que les batteries de la presqu'île de
Saint-Maur puissent concourir très-efficacement à son attaque, si l'ennemi le défend avec énergie et persévérance.
L'action des batteries de la presqu'île ne pourra réussir sûrement qu'à chasser l'ennemi du rentrant de la Marne, des
bois et des maisons qui s'y trouvent, du village de Champigny, des habitations qui le surmontent et des pentes qui
s'étendent à sa droite et à sa gauche.

En continuant ma reconnaissance, je remarquai un peu en
arrière et au nord de la redoute de Saint-Maur, sur la pente
qui descend de la petite hauteur au sommet de laquelle elle
est établie vers la Marne, un emplacement offrant des vues
sur les terrains à battre et permettant aux pièces qui y seraient placées de concentrer leur feu avec celui d'une partie des pièces de la redoute ; cet emplacement est désigné
sur le plan par la lettre R. Je visitai ensuite les deux forts
permanents de Gravelle et de la Faisanderie, ainsi que les
branches qui les relient ; ils possédaient déjà leur armement. Ces ouvrages avaient été destinés, comme on le voit

en jetant les yeux sur un plan des fortifications de Paris, à empêcher l'ennemi de déboucher de la presqu'île de Saint-Maur après s'y être établi. Le fort de Gravelle n'avait presque aucune vue sur le théâtre de l'action projetée ; la plus grande partie de ses pièces furent transportées dans la redoute P ; je n'en laissai que trois sur la face droite de Gravelle, pour tirer sur le Montmesly. La redoute de la Faisanderie n'avait pas non plus toutes ses faces dirigées de manière à favoriser l'action qui allait s'engager, c'est pourquoi je donnai l'ordre de transporter la plus grande partie de son armement sur un emplacement indiqué par la lettre Q, un peu en arrière de la redoute de Saint-Maur. Je rapprochais ainsi deux canons de marine à grande puissance du champ de bataille, et notamment de Villiers et de Cœuilly. Je ne laissai donc dans le fort de la Faisanderie que les pièces établies sur la face ayant vue du côté de la plaine de Champigny.

Au fort de Nogent, je fis aussi déplacer plusieurs des pièces de fort calibre pour les mettre sur le front qui pouvait battre du côté de Villiers. Je visitai ensuite, sur le territoire de la commune de Nogent-sur-Marne, plusieurs épaulements que je trouvai en voie de construction, mais encore peu avancés. L'épaulement S se construisait pour six canons pouvant battre depuis le côté sud du chemin de fer de Mulhouse au nord jusqu'au village de Champigny au sud. L'épaulement T pour six canons pouvait battre l'espace compris entre les deux directions allant l'une au village de Cœuilly, l'autre au village de Villiers. L'épaulement U était destiné à quatre canons de 12 pouvant battre le terrain au sud du chemin de fer de Mulhouse, qui forme une chaussée en remblai très-élevée au-dessus de la vallée. Un peu en avant de l'épaulement U se trouvait un autre épaulement tracé pour deux pièces pouvant battre les directions de Champigny et de Cœuilly.

Enfin plus au nord et près de la Marne un épaulement V était destiné à des pièces pouvant battre le village de Brie-sur-Marne ainsi que les pentes qui le dominent.

Lorsque j'eus terminé mes reconnaissances, je fus informé du nombre des bouches à feu qui seraient mises à ma disposition. Une partie étaient déjà arrivées sur leurs emplacements. J'arrêtai immédiatement la destination à donner aux autres, car le moment fixé pour l'exécution, ce qu'on peut appeler la lutte suprême de la défense, approchait ; et la répartition de quatre-vingt-neuf bouches à feu, sans compter celles des forts permanents et de la redoute de Saint-Maur, se trouva faite ainsi qu'il suit :

Six canons de 12 dans la batterie A, placée en avant de Vitry sur la rive gauche de la Seine.

Deux canons de 24 et onze canons de 12 de siége dans la batterie D, située en avant du village de Maisons.

Six canons de 12 de siége dans la batterie F, située en avant et à droite du village de Créteil.

Trois canons de 12 de siége dans la batterie H.

Ce qui faisait vingt-deux bouches à feu dans l'espace compris entre la Marne et la haute Seine et six sur la rive gauche de la Seine. Je ferai observer que je ne savais rien des opérations qui devaient s'exécuter dans cette partie. Peut-être n'étaient-elles pas encore arrêtées entre le général en chef de la 2ᵉ armée et le gouverneur de Paris. Il est certain du moins que ni l'un ni l'autre ne m'en avaient parlé. Je devais présumer qu'on y ferait au moins une démonstration pour empêcher que l'ennemi pût impunément tirer des renforts d'un point aussi rapproché.

Pour la presqu'île de Saint-Maur, je disposais, indépendamment des bouches à feu placées dans la redoute P, de :

Deux canons de 16 centimètres de la marine et quatre canons de 12 de siége empruntés à la redoute de la Faisanderie, qui étaient servis par les canonniers du capitaine Piron.

Six canons de 12 de campagne — batterie mobile du capitaine Donato.

Six canons de 12 de campagne — batterie mobile du capitaine Brasilier.

Six canons de 4 de campagne — batterie mobile du capitaine André.

Deux canons de 24 de siége et sept canons de 12 de siége servis par la batterie du capitaine Pichot furent placés à la redoute dite du réservoir O.

Les épaulements du village de Nogent devaient recevoir :

Dix canons de 12 de siége placés en S.

Six canons de 12 de siége en T.

Deux canons de 16 centimètres de la marine en U.

Je ferai remarquer que les canons à grande portée, c'est-à-dire ceux de 16 centimètres de la marine et ceux de 24 montés sur affût de siége, étaient en très-petit nombre.

Après avoir pris ces mesures, comme le moment fixé pour l'opération approchait, j'allai m'établir dans le village abandonné de Saint-Maur, tout près de la redoute, car déjà j'étais informé de la mise en mouvement vers Vincennes et Nogent des troupes de la 2ᵉ armée.

J'y reçus l'avis de me rendre le 28 novembre au soir à une convocation du général en chef de la 2ᵉ armée, qui avait porté son quartier général dans le fort de Nogent.

Il exposa devant une réunion d'officiers très-nombreuses

avec des détails étendus, tout son plan d'opérations. Dix
ponts allaient être jetés pendant cette nuit même dans la
partie rentrante de la Marne, entre Joinville-le-Pont et Nogent. La formation et l'itinéraire des diverses colonnes qui
devaient passer simultanément ou successivement sur tous
ces ponts furent indiqués. Le passage devait commencer le
29 au point du jour, sous la protection des forts et des nombreuses batteries établies sur la rive droite. On avait d'ailleurs l'espoir de surprendre l'ennemi, qui n'avait à opposer
que des forces insignifiantes aux têtes de colonne de trois
corps d'armée donnant ensemble plus de 100 000 hommes.
On arriverait sans s'arrêter jusqu'au pied des hauteurs,
puis nos troupes graviraient immédiatement les pentes.
Notre droite s'emparerait du village de Chennevières, en
ayant soin de ne pas le dépasser vers le sud dans la direction d'Ormesson ; et en même temps le centre marcherait
sur les villages de Cœuilly et de Villiers ; notre gauche sur
Noisy-le-Grand.

Le mouvement de la première ligne donnerait à la seconde ligne et aux réserves le temps de passer les ponts à
leur tour, de former leurs lignes de bataille et de prendre
des positions régulières. Toutes nos troupes gagneraient
alors ensemble du terrain en s'efforçant de dépasser les
lignes de l'ennemi avant que ses renforts pussent arriver.
Partout où il y aurait résistance on devait attaquer vivement tout ennemi qui se trouverait à portée. En aucun cas
la droite ne s'étendrait au delà du village de Chennevières,
pour ne pas s'éloigner de la direction générale suivie par
l'armée qui marchait sur Lagny. Arrivée là, elle serait hors
d'atteinte. Le but du général en chef était, comme on voit,
de percer la ligne d'investissement en la traversant très-
rapidement pour aller ensuite se joindre aux forces orga-

nisées à l'extérieur. Le général en chef avait d'ailleurs caractérisé la manière dont il entendait que l'opération fût conduite, en prononçant à peu près littéralement ces paroles : « Surtout, messieurs, mettez très-peu de tirailleurs en avant de vos colonnes. Pas de feux. Il faut tout enlever à la baïonnette. Si les villages résistent, n'hésitez pas à les dépasser. » Il mentionna, mais sans paraître y attacher d'importance, le mouvement d'une division qui devait aller camper le soir même en avant du fort de Charenton, pour attaquer la hauteur de Montmesly le lendemain matin. C'était une simple diversion qui devait se faire entre la Marne et la haute Seine, là où tout avait été préparé antérieurement en vue de l'attaque principale. La division Susbielle, chargée d'opérer cette fausse attaque, pour appeler l'attention de l'ennemi dans cette partie, devait bientôt revenir sur ses pas pour prendre la direction suivie par toute l'armée dont elle formerait l'arrière-garde.

En retournant au village de Saint-Maur, mes réflexions se dirigèrent involontairement vers les chances de succès du plan qui venait d'être développé. Je me plaçai au point de vue de l'ennemi pour examiner comment il devrait agir : probablement il s'efforcerait de résister dans quelques postes de la plaine pendant le temps nécessaire pour laisser aux troupes cantonnées au delà de la portée de nos canons le temps de prendre les emplacements qui leur étaient assignées. Une position qui présente pour lui une importance particulière est celle que forment un bois ou parc et quelques maisons très-solides qui dominent complétement le village de Champigny; de là les troupes allemandes pouvant battre les pentes au nord et au sud, prendront en flanc les colonnes d'attaque lorsqu'elles voudront dépasser le village de Champigny. L'artillerie que je dirige pourra donc rendre un service essentiel si elle concentre assez de feux sur les abris occupés par l'ennemi pour que notre infanterie n'ait plus qu'à venir les occuper; mais je n'avais rien entendu dans les paroles prononcées par le général en chef qui me parût indiquer que sa pensée se fût portée sur ce sujet. En supposant même que l'ennemi ne défendît pas ces maisons du haut de Champigny, aucun résultat décisif ne serait encore obtenu quand nous occuperions tout le village, car le plus difficile était de s'établir solidement sur les plateaux situés au-dessus. Ces plateaux sont trop élevés pour être en vue des canons que je dirige, et je ne pourrai y faire arriver des projectiles qu'en les tirant un peu au hasard; encore serons-nous contraints de cesser le tir dès le moment où nos troupes parvenues sur la hauteur en seront venues aux prises avec l'adversaire. Si l'ennemi n'occupe pas avec de grandes forces les premiers plateaux, il sera probablement en mesure de les battre avec des canons disposés en arrière dans les couverts de Villiers et de Cœuilly. La prescription de s'avancer sur ce terrain en colonnes précédées d'un petit nombre de tirailleurs offre-t-elle beaucoup de chances de réussite contre des troupes munies des nouvelles armes? Pourrat-on faire avancer des colonnes sous le feu d'une artillerie qui tire avec justesse plus loin que 3000 mètres? Pourra-t-on impunément présenter aux coups de fantassins embusqués qui tirent facilement quatre ou cinq coups à la minute, un but d'une pareille étendue? Dans les guerres du premier empire, dont les dernières remontent à cinquante-cinq ans, nous avions souvent obtenu les plus importants résultats avec des colonnes d'infanterie s'avançant hardiment à l'attaque, précédées seulement d'un nombre de tirailleurs suffisant pour attirer à eux une partie des feux de l'infanterie ennemie; mais à cette époque l'action efficace du fusil ne s'était pas étendue à plus de 200 mètres, tandis qu'aujourd'hui un soldat bon tireur atteindra une colonne en marche à cinq ou six cents mètres. Des tirailleurs embusqués, masqués à la vue ou même simplement couchés, produisent donc actuellement dans une colonne en marche des ravages qui n'étaient pas connus du passé. N'est-ce pas là ce qui a décidé les Prussiens à changer leur tactique? Déjà pendant la guerre de 1866 on ne les a plus vus former sur un champ de bataille les lignes longues et minces précédemment en usage; ils ont fractionné le bataillon en quatre compagnies pouvant agir d'une manière indépendante; ils ont disposé leurs tirailleurs embusqués par petits groupes suivis par des soutiens faciles à masquer; de petites masses en réserve, plus en arrière, se dérobent le plus possible aux vues de l'ennemi. L'organisation prussienne place chaque tirailleur sous la direction d'un chef qu'il ne doit point perdre de vue, et l'*ordre dispersé* est venu remplacer dans le combat l'ordre de bataille en ligne mince. Cette manière de combattre n'est point seulement favorable à la défensive, elle se prête aussi à l'offensive. Au moment où l'on veut attaquer, les soutiens vont renforcer les tirailleurs, soit en diminuant leurs intervalles, soit en prolongeant leur ligne pour exécuter un mouvement tournant. Dans l'un et l'autre cas, le feu jusque-là lent pour que le soldat ne consomme pas trop vite ses munitions, acquiert, sur l'ordre du chef, une rapidité soudaine pour cesser bientôt quand le chef précipite tous ses hommes vers l'ennemi aux cris de : *Hourra!* Mais comment éviter qu'après ce mouvement désordonné qui s'exécutera au pas de course, le soldat n'échappe à la direction de son chef de groupe? comment faire pour que la troupe entière ne perde pas la cohésion qui fait toute sa force? Le chef ne la fait pas courir jusqu'au but d'un seul coup; il l'y fait arriver par des bonds successifs qui ne doivent guère dépasser une centaine de mètres. Il rallie son monde sur des positions échelonnées, et il évite les désordres trop grands, qui changeraient facilement en échecs les efforts de courage les plus brillants. En 1866, les Autrichiens ont basé leur tactique sur les colonnes attaquant à la baïonnette, et leurs défaites ont étonné le monde.

J'arrivais par toutes ces idées, qui se présentaient en foule, à cette conclusion qu'il ne suffit pas à une armée, pour réussir dans une entreprise de guerre, d'être commandée par un chef intrépide et résolu; joignît-il à ces qualités le savoir, l'habileté, la prévoyance, il ne suppléera point à l'infériorité de ses troupes si elles sont opposées à une armée formée pour une meilleure tactique. Je me préoccupai encore malgré moi de ces paroles : « Si les villages » résistent, marchez en avant pour les dépasser », car j'avais cru comprendre qu'elles étaient dictées par la résolution de traverser la ligne d'investissement dans ses intervalles, si l'on ne parvenait pas à la renverser. Une telle idée, me disais-je, serait sans doute exécutable pour quelques bataillons d'infanterie; mais comment une armée de 100000 hommes, avec les immenses files de ses voitures, de ses bagages de toute sorte, quelque réduits qu'ils soient, pourra-t-elle ainsi passer sans subir non-seulement des pertes immenses, mais une complète désorganisation? En dehors même de cette idée et en admettant que je l'eusse mal comprise, le projet d'opération me paraissait reposer sur une base trop étroite. En prescrivant à la droite de l'armée de ne pas s'avancer vers le sud plus loin que le village de Chennevières, on laissait à l'ennemi la latitude de faire marcher des troupes par Villeneuve-Saint-Georges pour attaquer nos lignes ou nos colonnes sur leur flanc droit, pour les prendre à revers si elles se hasardaient à continuer leur marche en avant. Que deviendraient alors les voitures de nos parcs? l'armée française ne perdrait-elle pas la plus grande partie de ses munitions, et ne demeurerait-elle pas après cela tellement paralysée qu'elle tomberait à la merci complète des troupes ennemies, fussent-elles très-inférieures en nombre, qui s'acharneraient à sa poursuite? Toutes ces idées me vinrent à l'esprit, mais je pensai avec satisfaction que le général en chef avait prescrit à son aile droite d'attaquer, immédiatement après la prise du village de Champigny, le village de Chennevières, que je pouvais battre avec les canons de Saint-Maur. Cette opération accomplie donnerait la facilité de porter sur le premier plateau, entre Champigny et Chennevières, de nombreuses batteries mobiles qui pourraient concentrer successivement tous leurs feux sur les villages de Cœuilly et de Villiers. Mais après la prise de ces deux derniers villages, serait-il prudent de se mettre immédiatement en marche vers Lagny, c'est-à-dire vers l'est? Non; car il fallait auparavant refouler les troupes allemandes à gauche au delà de la Marne, à droite au delà de la Seine. Cette entreprise ne devait pas, suivant moi, offrir de grandes difficultés quand une fois la ligne d'investissement aurait été forcée et prise à revers. En défendant alors contre l'armée allemande les passages de la haute Seine et de la haute Marne, on gagnerait le temps nécessaire pour faire filer vers l'est toutes les voitures des parcs et celles des bagages. L'armée de Paris, parvenue ainsi à changer à la fois sa base et sa ligne d'opérations, retrouverait une situation normale. Les instructions qui avaient été données verbalement ne me paraissaient pas pénétrées de toutes les lenteurs et de toutes les difficultés d'une telle entreprise.

Ces réflexions et d'autres qui se pressaient dans mon esprit ne me rendaient que plus décidé à mettre tout ce que j'avais d'activité, de prévoyance, de résolution, pour seconder le général en chef et pour faire prendre les mesures prescrites. J'étais d'ailleurs convaincu que l'état des esprits dans notre capitale exigeait qu'à tout risque l'effort le plus énergique fût fait contre l'ennemi, et je me disais qu'à la guerre on connaît toujours bien ses propres faiblesses, mais qu'on ne voit pas celles de l'adversaire souvent plus grandes.

Un incident des plus fâcheux, survenu pendant la nuit, vint malheureusement diminuer nos chances de réussite en nous enlevant l'espoir de surprendre l'ennemi. Le matériel des ponts avait été préparé dans l'intérieur de Paris et des bateaux-mouches servant habituellement à la circulation des habitants sur la rivière les remorquèrent en remontant la Marne. On voulait lui faire suivre le canal souterrain qui passe sous la presqu'île de Saint-Maur pour arriver à Joinville-le-Pont sans se mettre en vue de l'ennemi. Cette opération rencontra des entraves provenant soit du courant trop fort entre les piles d'un pont qu'on avait fait sauter, soit, comme on l'a dit officiellement, d'une crue imprévue de la rivière. Il fallut donc renoncer à passer la Marne au moment fixé, et l'on dut envoyer des contre-ordres pendant la nuit. Diverses opérations accessoires ordonnées par le gouverneur n'ayant point été contremandées s'exécutèrent ce jour-là. La première fut l'occupation du plateau d'Avron, qui réussit sans résistance. Des bouches à feu à longue portée furent établies sur le plateau, et comme l'ennemi ne montra point de canons pour les contre-battre, elles purent, tirant notamment sur Noisy-le-Grand à 4 ou 5000 mètres, s'efforcer d'éloigner l'ennemi des bords de la haute Marne. Le gouverneur avait ordonné aux troupes de la 3e armée, qui étaient réparties sur toute la rive gauche de la Seine, d'attaquer la gare aux bœufs de Choisy-le-Roi et le village de l'Hay, pour s'y établir solidement. Les troupes placées sur la rive gauche de la Seine, en arrière du mont Valérien, avaient ordre de marcher sur Buzenval et sur la hauteur qui domine la Malmaison. Une division devait entrer dans la presqu'île de Gennevilliers, en occuper les villages, et pousser des troupes jusqu'aux bords de la digue voisine de la rivière, aidant à une démonstration faite du rond-point de Courbevoie pour menacer les villages de Besons et d'Argenteuil qui sont sur l'autre rive. Des bataillons de garde nationale mobilisée paraissant loin et en arrière des troupes engagées devaient presque partout faire croire à des forces plus nombreuses que celles dont on disposait réellement. Quelques démonstrations analogues aux précédentes avaient aussi été préparées également dans la plaine Saint-Denis. Toutes ces opérations étaient trop disséminées peut-être, tout à l'entour de l'enceinte, pour produire beaucoup d'effet. Le mouvement exécuté dans la presqu'île de Gennevilliers par des troupes que l'ennemi dominait complétement des hauteurs voisines et qui étaient séparées de lui par la rivière paraît même assez difficile à comprendre. Toutes ces démonstrations, exécutées avec nos troupes les plus faibles, avaient déjà échoué presque partout avant que les télégrammes qui contremandaient les attaques fussent parvenus à destination. Une dépêche publiée par le général Vinoy (*Siége de Paris*, page 487) nous dit la cause du retard apporté au contre-ordre. En apprenant que les ponts ne pourraient pas être établis sur la Marne pendant la nuit, le gouverneur avait voulu transformer immédiatement le plan des opérations et attaquer sans plus de retard du côté de Chelles.

Après ces tergiversations on en revint au plan primitif, à celui qui était basé sur la construction de ponts à établir sur la Marne, en lui faisant subir une modification heureuse. Comme le plateau d'Avron avait été occupé et qu'on y avait transporté un grand nombre de canons, le général Ducrot résolut de profiter de cet avantage pour établir quelques-uns de nos ponts au-dessus de Brie-sur-Marne, et de diriger de ce côté celui de nos trois corps d'armée qui était destiné à former l'aile gauche. On diminuait ainsi les difficultés résultant de l'encombrement de nos troupes après le passage des ponts, et on s'emparait plus vite des coteaux qui dominent la rive gauche.

Malheureusement le retard de notre entreprise en pouvait augmenter beaucoup les difficultés. Pendant la nuit du 28 au 29, les troupes accumulées dans le bois de Vincennes avaient allumé des feux de bivouac que l'ennemi ne pouvait pas manquer d'apercevoir, et si cette indication ne lui suffisait pas, il avait pu suivre les préparatifs de la construction de nos ponts avant qu'on y eût renoncé, car on avait éclairé fortement les abords de la rivière pour faciliter les mouvements des hommes et du matériel.

Devait-on encore conserver l'espoir de surprendre l'ennemi après un retard de vingt-quatre heures accompagné de telles circonstances? Fallait-il renoncer à un projet d'attaque si longtemps préparé, parce que cet élément de réussite venait à manquer? Ici nous laissons le lecteur à ses réflexions.

Le général en chef me remit des instructions écrites du

gouverneur sur le service dont j'étais chargé, c'est-à-dire sur l'emploi de mon artillerie. Je les rapporte ici textuellement afin de pouvoir les faire suivre de quelques réflexions :

« Le 29 au jour, dès que les objectifs seront bien visi-
» bles, les forts et les batteries environnantes ouvriront un
» feu très-lent, mais continu et soigneusement pointé sur
» les premières positions de l'ennemi, savoir : sur la Mai-
» son Blanche, Villa Evrard, Neuilly-sur-Marne, Brie-sur-
» Marne, le bois le Plant, bois l'Huillier, Village de Cham-
» pigny, pointe nord du plateau de Chennevières à l'ouest
» et au-dessus de Cœuilly.

» Pendant ce temps, les diverses colonnes s'avanceront
» sans cependant se trop démasquer et surtout sans gêner
» l'action de l'artillerie, et elles disposeront leurs tirailleurs
» qui resteront couchés ou bien embusqués. Après une
» canonnade d'une heure et demie environ, sur l'ordre
» donné par le général Ducrot, il sera tiré du fort de No-
» gent cinq fusées de couleur.

» Pendant le tir des forts et batteries de position, l'artil-
» lerie de campagne placée sur la rive droite de la Marne
» et dans la boucle aura reconnu ses emplacements, les
» occupera et entrera en action.

» Au signal des cinq fusées, le feu dirigé sur Neuilly-sur-
» Marne, Brie, les bois le Plant et l'Huillier, le village de
» Champigny, cessera immédiatement; les colonnes pré-
» cédées de leur tirailleurs s'élanceront sur les premiers
» objectifs; après dix minutes d'arrêt, notre artillerie re-
» prendra son feu avec une grande vivacité sur les objectifs
» suivants, c'est-à-dire Noisy-le-Grand, Villiers, Cœuilly,
» Chennevières. Le feu durera exactement une heure,

» montre en main, puis il cessera, et les colonnes s'élance-
» ront sur les seconds objectifs.

 » A partir de ce moment, nos batteries devront chercher
» à bien suivre le mouvement des troupes en les observant
» avec de bonnes longues-vues; elles se borneront à les
» soutenir sur leurs flancs et en fouillant le terrain en
» avant à une certaine distance, de manière à ne pas les
» inquiéter.

 » Il est bien entendu que si les batteries ennemies en
» position et en rase campagne ouvraient le feu, toute
» notre artillerie concentrerait sur elles son action, et nos
» colonnes ne s'avanceraient que quand le feu de l'ennemi
» serait à peu près éteint; alors notre propre artillerie re-
» commencerait à battre les objectifs désignés. »

De retour au village de Saint-Maur le 28 au soir, pensant
que l'opération militaire commencerait au jour, je me
hâtai, après avoir pris connaissance des ordres écrits du
gouverneur, d'en dicter de nombreuses copies pour les envoyer à tous mes commandants de batterie, en leur faisant
savoir qu'ils n'auraient pas à tenir compte des instructions
que je leur avais adressées auparavant. Celles du gouverneur me semblaient avoir des inconvénients assez graves,
mais je crus devoir en ordonner la stricte exécution par
un sentiment de l'obéissance nécessaire à la guerre et pour
ne point apporter un élément de trouble, alors qu'il n'était
plus possible de faire prévaloir les observations que j'aurais pu soumettre au gouverneur si les circonstances l'eussent permis. Le gouverneur ne s'était point attaché à concentrer successivement le feu d'un grand nombre de pièces
sur le point d'où l'on voulait chasser l'ennemi, et en dis-
persant autant qu'il le faisait le feu des canons, il courait

risque de n'obtenir sur aucun point un résultat décisif. Il n'avait pas aperçu l'importance que devait avoir l'occupation de la partie haute du village de Champigny, et il ne profitait pas de l'action des batteries de la boucle de Saint-Maur pour chasser l'ennemi de ces couverts qui étaient masquésaux feux de la plaine de Champigny par les maisons du village. Enfin ses prescriptions conduisaient à tirer sur des emplacements de trop grande étendue pour que le canon produisit un effet certain; elles pouvaient amener en pure perte la consommation des munitions en les envoyant sur des emplacements que l'ennemi n'occuperait pas.

Après avoir été informé que le passage de la Marne était retardé de vingt-quatre heures, j'employai la journée qui nous était laissée à étudier la défense de la presqu'île de Saint-Maur contre la tentative que l'ennemi pourrait faire de passer la rivière sous la protection des hauteurs de Chennevières. Deux bataillons de mobiles de Seine-et-Oise avaient été placés à cet effet sous mon commandement, et de nombreux obstacles formés par des abatis ou des barricades qui barraient tous les nombreux chemins récemment ouverts et non marqués sur le plan ci-joint, montraient que des préparatifs avaient déjà été faits antérieurement dans le même but. L'entreprise était encore facilitée par le chemin de fer tracé presque parallèlement à la rivière et formant remblai au-dessus de la plaine. C'était un parapet qui donnait le moyen d'observer et de contrarier les opérations de l'ennemi. Les postes à défendre dans la presqu'île étaient surabondants, et la partie rétrécie entre les deux courbes de la Marne donnait à hauteur de la redoute de Saint-Maur une bonne position défensive. Je fis venir un peloton de garde nationale à cheval pour servir d'es-

tafettes et aussi quelques chevaux et voitures appartenant à la compagnie des omnibus, pour pouvoir déplacer,
si cela devenait opportun, les pièces et les munitions des
batteries fixes. Deux officiers supérieurs d'artillerie m'a-
vaient été envoyés comme auxiliaires ; je donnai au lieutenant-colonel Morel la direction des batteries du fort et du
village de Nogent, après lui avoir expliqué quel but il devait se proposer d'atteindre ; et je conservai le commandant
Pachon pour m'aider dans la presqu'île de Saint-Maur. Le 29
au soir je fus appelé de nouveau au fort de Nogent pour
assister à une réunion semblable à celle de la veille. Le général en chef fit connaître à ses lieutenants les modifica-
tions apportées au plan primitif. Le 3e corps d'armée devait
passer la Marne au-dessus du village de Nogent ; il étendait
ainsi notre aile gauche pour donner plus de terrain au
2e corps, afin d'éviter l'encombrement à la sortie des ponts.
Le 1er corps, celui de droite, ne dut plus occuper le village
de Chennevières ; il eut ordre de marcher sur Cœuilly directement et de s'en emparer sans perdre du temps à chercher pour sa droite un point d'appui sur le plateau. Pendant cette nuit du 29 au 30, le général en chef me demanda,
par dépêche télégraphique, si j'étais en mesure de tirer
sur la ferme du Tremblay, qui se trouve située, fort en arrière de Champigny, dans le rentrant de la Marne. Je répondis que cela m'était facile. Comme je ne pouvais pas
faire servir à cet effet les batteries fixes de la presqu'île de
Saint-Maur, ni celles du village de Nogent qui auraient tiré
l'une vers l'autre, je conduisis moi-même, avant le jour,
deux de mes trois batteries mobiles à la partie de la rive
droite la plus rapprochée du point à battre, sur un emplacement qui domine la vallée et d'où je fis tirer contre la ferme ;
mais je n'aperçus aucun indice de la présence de l'ennemi.

Pendant ce temps, les colonnes d'infanterie qui se dirigeaient vers les ponts commençaient leur passage, et quand elles furent un peu avancées dans la plaine, je dus cesser un feu qui les aurait inquiétées sans produire aucun effet utile, puisque aucune fusillade ne partait des murs de la ferme. Je renvoyai donc les deux batteries mobiles aux emplacements que je leur avais assignés, et je retournai dans la boucle de Saint-Maur pour suivre attentivement les progrès de nos troupes qui marchaient en grand silence et en très-bon ordre.

Le feu de mes batteries commença à mesure que le lever du jour leur fit apercevoir les objets qu'elles devaient battre. Suivons-les dans l'ordre de leur emplacement : à la droite, la batterie A, tirant au juger, chercha à atteindre le pont de bateaux de Choisy-le-Roi. J'avais en vue d'éviter que l'ennemi pût traverser la rivière en ce point, mais je ne pouvais empêcher qu'il la passât sans obstacle un peu plus haut, du côté de Villeneuve-Saint-Georges. Des secours tirés de sa gauche pouvaient se porter par là vers la partie de ses lignes où se dirigeait notre effort.

La batterie D tira sur le carrefour Pompadour et sur les flancs du Montmesly, en s'attachant à protéger la droite de la division Susbielle.

Entre la haute Seine et la Marne, les six canons de 12 de siége placés en avant de Créteil, dans le parc de l'archevêque, à l'endroit marqué F, ont ouvert le feu vers sept heures et demie sur le Montmesly, en battant le haut du plateau et particulièrement une ferme que l'on savait occupée fortement par l'ennemi. Les troupes de la division Susbielle ayant fait leur mouvement en avant, la batterie augmenta ses portées; elle ne cessa de tirer que vers dix heures et demie, quand nos troupes eurent réussi dans leur attaque. Pendant ce temps, les trois pièces de l'épaulement H avaient dirigé leur feu sur le bas du village de Bonneuil, quoique ce village fût masqué par des arbres formant un épais rideau. Les troupes françaises ayant abandonné le Montmesly dans l'après-midi, les deux batteries précédentes recommencèrent à tirer sur les mêmes objets, c'est-à-dire le haut du plateau de Montmesly et le village de Bonneuil. Cependant deux des canons de l'épaulement F furent déplacés pour battre à droite le village de Mesly, dans lequel l'ennemi s'était logé et d'où il inquiétait la retraite de nos troupes.

Les deux batteries de campagne Donato et André, placées sur la rive droite de la Marne, derrière les épaulements I et K, ainsi que trois canons à grande portée placés sur la redoute de Gravelle, avaient croisé leurs feux sur le Montmesly avec la batterie de Créteil. Les commandants de ces batteries se conformant à mes instructions, se tinrent au courant des mouvements de nos troupes, et ils firent cesser le feu quand l'attaque de la division Susbielle eut réussi. Ces canons reprirent leur tir quand nos troupes eurent évacué le Montmesly, à l'exception de la batterie Donato, à laquelle j'avais envoyé l'ordre, après avoir appris notre occupation du Montmesly, de se transporter de l'épaulement I à l'épaulement N. Elle s'y était jointe à la batterie de campagne commandée par le capitaine Brasilier, que j'avais dirigée sur le même point pour agir sur la partie du champ de bataille où la lutte avait le plus d'importance.

Dès sept heures du matin, le fort de la Faisanderie, la batterie établie au village de Saint-Maur en Q, la redoute de Saint-Maur P, la redoute du réservoir O, les batteries fixes du village de Nogent et enfin le fort de Nogent, qui ne comptait pas moins de vingt-six canons rayés, avaient réparti leurs feux, conformément à l'ordre du gouverneur, entre la partie nord du plateau de Chennevières, le village de Champigny, le bois l'Huillier, le bois le Plant, Brie-sur-Marne et Neuilly-sur-Marne. Villa Evrard et la Maison Blanche étaient battus par les canons du plateau d'Avron. J'envoyai la batterie mobile du capitaine Brasilier, dont je m'étais servi contre la ferme du Tremblay, se placer d'abord près et à gauche de la redoute de Saint-Maur, à l'endroit marqué R, près du chemin descendant à la Marne, où elle trouva une position favorable pour battre le bois le Plant et le bois l'Huillier. Elle fut ensuite envoyée, lorsque nos troupes arrivèrent à la hauteur de ces bois, à l'emplacement N, qui était le plus rapproché de l'extrémité de la presqu'île.

Vers huit heures et demie du matin, l'ennemi avait ouvert, sur la crête qu'il occupait dans l'intervalle compris entre Champigny et Chennevières, les embrasures d'une batterie qui avait été jusque-là si bien dissimulée, qu'il avait été impossible de l'apercevoir. Elle tira d'abord sur nos colonnes qui s'avançaient dans la plaine, mais bientôt, un grand nombre de nos canons la battant, elle voulut entreprendre de répondre aux feux de la redoute du réservoir O. Elle put à peine lancer contre cette redoute une trentaine de projectiles inoffensifs; elle fut obligée de cesser son feu.

Dans le même temps les canons du fort et du village de Nogent avaient dirigé leurs projectiles sur les villages de Neuilly-sur-Marne, Brie-sur-Marne, Champigny, et sur le bois le Plant. D'après des indications qui furent données au commandant de l'artillerie du fort, il tira sur une maison de Brie-sur-Marne occupée par des fantassins qui gênaient la construction de notre pont de bateaux et qui entravaient ainsi le passage de notre 3ᵉ corps.

A neuf heures et demie le signal des cinq fusées tirées du fort de Nogent fit suspendre le feu pendant dix minutes ; après quoi nos canons à longue portée dirigèrent leurs feux sur les villages de Chennevières, de Cœuilly et de Villiers. Le fort de Nogent dirigea une partie de ses coups dans l'espace compris entre Noisy-le-Grand et Villiers, de manière à faciliter pour nos troupes l'accès du plateau sur lequel elles parvinrent vers onze heures. Le feu de nos batteries se trouva alors suspendu de ce côté jusqu'au moment où, vers une heure de l'après-midi, nos troupes eurent perdu du terrain. Alors le feu des batteries du village et du fort de Nogent fut repris pendant trois quarts d'heure. Il força l'ennemi à s'éloigner et permit à notre infanterie de se reformer. Une batterie allemande s'était établie dans un petit bois à la pointe ouest du plateau vers Noisy-le-Grand ; elle faisait beaucoup de mal à nos troupes ; son feu fut éteint vers quatre heures de l'après-midi par les batteries du fort et du village de Nogent, et toutes les troupes de notre gauche purent alors reprendre l'offensive, réoccuper le plateau et concourir à l'attaque du village de Villiers qui avait été fortement assailli de l'autre côté.

Revenons au centre de la bataille : les deux corps d'armée qui avaient passé dans le grand rentrant de la Marne, entre Joinville-le-Pont et Nogent, étaient dirigés, l'un à droite vers Champigny, l'autre à gauche vers Villiers. Nos troupes avaient marché avec beaucoup d'ordre quoiqu'elles eussent éprouvé quelques pertes. Toutes celles qui étaient entrées dans le village de Champigny se trouvèrent masquées à notre vue, mais bientôt j'en revis une partie qui, débouchant au delà du village, prenait la route qui monte le coteau dans la direction de Chennevières. Une batterie de campagne suivait notre infanterie ; elle avait gravi les deux tiers environ de la hauteur lorsque je vis, à l'aide d'une lunette, qu'elle se mettait en batterie sur la route même, pour diriger son feu vers sa droite, avec l'intention manifeste de battre la pente qui est immédiatement au-dessous de Chennevières. Mais bientôt j'observai des fantassins qui revenaient en désordre, puis la batterie qui descendait la route rapidement.

Ce désordre se communiqua en arrière jusqu'aux soldats placés entre Champigny et la Marne.

Les deux batteries de campagne que j'avais placées en N avaient aperçu l'ennemi, qui occupait un petit bois situé au-dessous de Chennevières ; elles dirigèrent leur feu de ce côté pendant que la redoute du réservoir O canonnait vivement ceux des ennemis qui tentaient de descendre le plateau. Le combat fut ainsi rétabli dans cette partie à notre avantage, et les batteries allemandes furent éteintes toutes les fois qu'elles entreprirent de tirer. Bientôt le jour baissant ne me permit plus de rien voir distinctement de ce côté. Pour ne pas risquer d'atteindre nos troupes, dont nous ne connaissions plus la position exacte, nous ne tirâmes plus de Saint-Maur que sur Cœuilly, avec nos canons à grande portée, qui, comme on l'a vu, étaient peu nombreux.

Le combat, ralenti dans l'espace compris entre Champigny et Chennevières, s'était au contraire animé dans la direction de Villiers. Nous entendions de ce côté le bruit assourdissant d'une canonnade des plus violentes, sans pouvoir constater l'effet produit. Les flammes provenant de l'artillerie française se distinguaient pourtant de celles des canons plus éloignés qui lui répondaient. J'observai avec tristesse que la canonnade continuait encore après que la chute du jour rendait la régularité du pointage impossible et que nos coups ne pouvaient plus produire d'utile effet. Une fusillade très-vive provenant d'un feu de deux rangs prolongé succéda au bruit du canon, puis cette fusillade terminée par des coups isolés fit place au plus complet silence!

Nos troupes passèrent la nuit en ordre de bataille, c'est-à-dire en lignes déployées, dans leur dernière position de combat, l'arme au pied, sans pouvoir faire de campement. Leur attitude fut dans cette circonstance grave tout ce qu'on pouvait attendre d'hommes animés par le plus noble patriotisme et devenus capables de tout ce qu'il peut inspirer de résignation et de sacrifice. De la redoute de Saint-Maur, qui domine au loin toute la vallée et la plaine basse, nous suivions de l'œil les files longues et immobiles des bagages de la 2ᵉ armée qui, quoique réduits autant que possible, occupaient une grande longueur sur les deux routes de Joinville-le-Pont à Champigny et à Villiers. Nous voyions à droite une ligne de bataille qui s'appuyait à la Marne un peu en avant de la redoute de Saint-Maur; plus loin et à gauche, quelques feux de bivouac nous permettaient de distinguer une autre ligne de bataille qui, portée en avant du coude de la Marne, au nord de la route de Villiers, faisait face à ce village; elle avait cherché à se masquer aux vues et aux feux de l'ennemi, car elle avait pris position sur le revers du coteau qui nous faisait face. Elle ne se tenait évidemment là avec la rivière à dos que pour être prête à une nouvelle attaque. Sa disposition rendait manifeste à mes yeux que le 2ᵉ corps d'armée n'était pas parvenu à se rendre maître du village de Villiers. Les autres troupes du 2ᵉ corps d'armée et toutes celles du 3ᵉ corps se dérobaient à ma vue. Notre armée entière parut rester en place pendant toute la nuit, et nos soldats supportèrent sans quitter leurs rangs le froid intense qui survint et qui ajouta ses souffrances à leurs autres privations.

La nuit venue, les trois batteries mobiles que j'avais sous mes ordres revinrent camper en arrière de la ligne de défense que j'ai indiquée pour la presqu'île, sous la protection des deux bataillons de gardes mobiles de Seine-et-Oise.

L'action exercée pendant la journée du 30 novembre par l'artillerie que je commandais peut se résumer ainsi : A la droite, elle a concouru à la prise du Montmesly par la division Susbielle. Au centre, elle a rendu possible le passage de la Marne, elle a assuré la marche en avant des 1ᵉʳ et 2ᵉ corps, elle a facilité l'entrée du 1ᵉʳ corps dans le village de Champigny, elle a battu le village de Chennevières, enfin elle a dirigé sur les villages de Villiers et de Cœuilly les projectiles des canons, en trop petit nombre, dont la portée était assez longue pour y atteindre. A la gauche, à Brie-sur-Marne, elle a chassé les fantassins embusqués à portée de fusil de nos ponts, et elle a balayé les pentes qui montent sur les coteaux; puis, croisant ses feux avec ceux du centre, elle a dirigé sur les villages de Cœuilly et de Villiers les projectiles des pièces à longue portée. Lorsque nos troupes ont fléchi, soit à la droite, soit au centre, soit à la gauche, elles ont reçu l'appui de nos canons qui leur ont permis de se rallier et de revenir à la charge contre l'ennemi ébranlé.

Le 1ᵉʳ décembre, j'envoyai, vers cinq heures du matin, demander au général en chef de la 2ᵉ armée quelles étaient ses intentions pour la journée ; il me fit répondre qu'il resterait sur la défensive. La consommation des munitions avait peut-être été trop grande pour que l'armée pût reprendre la lutte ce jour-là sans s'exposer à voir ses approvisionnements épuisés, soit avant la fin de la lutte, soit après, quand elle serait attaquée dans sa marche. Mais ce retard avait l'inconvénient de laisser à l'ennemi plus de temps pour amener des renforts.

En cherchant à me rendre compte de la situation de notre armée, je la voyais adossée à une rivière et sans point d'appui pour ses flancs. Je crus alors devoir soutenir la droite du 1ᵉʳ corps du côté de Chennevières, et je fis porter, avant le jour, mes trois batteries mobiles sur l'emplacement N, où elles furent encore renforcées par six canons de 12 de siége de la batterie Piron, qui y furent traînés par les chevaux de la compagnie des omnibus. Les munitions furent transportées dans les voitures de cette compagnie. J'avais donc vingt-quatre bouches à feu rapprochées le plus possible du coteau de Chennevières, mais commandées par lui de 60 mètres. Deux compagnies de gardes mobiles furent envoyées sur le même emplacement pour servir à les garder.

Ayant aperçu quelques soldats en mouvement sur la crête, j'allais commander le feu, quoique je n'eusse entendu aucun coup de canon, lorsqu'un de mes officiers crut reconnaître qu'ils portaient des brancards.

En effet, une dépêche télégraphique m'arriva, elle m'informait qu'un armistice devant durer toute la journée permettait aux deux armées de relever les blessés et d'enterrer les morts. Je reçus ce jour-là trois bataillons de mobiles de l'Hérault que le gouverneur m'envoyait pour la défense de la presqu'île. Je n'avais point désiré ce renfort, dont l'envoi me parut indiquer l'inquiétude du gouverneur : mes troupes d'infanterie ne pouvaient trouver l'occasion de combattre que si l'ennemi entreprenait d'entrer dans la presqu'île de Saint-Maur, et il devait pour cela établir un ou plusieurs ponts sur la Marne à bonne portée de nos canons. Quoi qu'il en soit, je pris de nouvelles dispositions de défense : les trois bataillons de l'Hérault remplacèrent en première ligne les deux bataillons de Seine-et-Oise, et ceux-ci, formant une seconde ligne à la hauteur du village de Saint-Maur, durent se tenir en réserve avec ordre d'arrêter tous les fuyards si nos soldats encore peu aguerris venaient à éprouver quelque panique. Les quatre batteries qui avaient été portées en N rentrèrent à la nuit dans leurs cantonnements avec ordre de reprendre, le 2 au matin, la position occupée pendant la journée du 1er décembre.

Après m'être assuré que l'attaque du Montmesly ne devait pas être reprise, j'ordonnai que les neuf pièces de 12 de siége placées jusque-là en avant de Créteil, derrière les épaulements F et H, seraient mobilisées, ainsi que leurs munitions, au moyen des attelages et des voitures de la compagnie des omnibus, qui les amèneraient le lendemain matin à la redoute de Saint-Maur P.

Pendant que cela s'exécutait, j'étais le 2 décembre, avant le jour, à la redoute de Saint-Maur, où je me tenais habituellement, parce que sa position formait un bon observatoire et qu'un poste de télégraphie électrique y avait été installé. Je n'entendais encore aucun bruit de combat quand j'eus à constater les malheureux effets d'une panique dont les suites pouvaient devenir effroyables. Dans la partie de la plaine voisine de la Marne, des soldats se détachaient successivement de leurs rangs et, tournant le dos à l'ennemi, se dirigeaient vers les ponts. En observant à la lunette, je reconnus que ce mouvement avait son origine vers la partie des pentes du terrain qui montent de Champigny vers

Chennevières. Sans nul doute l'ennemi avait attaqué nos avant-postes avant le jour, et la vue des premiers fuyards avait propagé, à mesure qu'ils passaient, une panique d'autant plus explicable que nos jeunes soldats avaient encore, du moins pour un grand nombre, passé la nuit à leur place de bataille. La débandade se propageait graduellement sous nos yeux, et nos troupes placées à la droite de Champigny semblaient un chapelet dont le lien a été rompu et qui va s'égrenant rapidement. Il fallait à tout prix arrêter ce mouvement de fuite.

Je fis venir en toute hâte les canonniers à leurs pièces, et immédiatement je dirigeai le feu sur la hauteur au-dessus et à droite de Champigny, quoique je ne pusse pas distinguer nettement les troupes ennemies qui devaient s'y trouver.

Les fuyards s'arrêtèrent dans la plaine, mais pendant ce temps, l'ennemi poursuivant son offensive, la lutte devint de plus en plus sérieuse.

Prévoyant le cas où l'ennemi continuerait à refouler la droite du 1er corps pour lui faire évacuer Champigny, ce qui aurait compromis la retraite de notre 2e corps d'armée, je pris de suite des mesures pour me mettre en état de diriger toutes les bouches à feu de la presqu'île de Saint-Maur contre la surface étendue des pentes que l'ennemi aurait à descendre. J'avais en vue un double objet : l'empêcher de couper le 2e corps d'armée de ses ponts ; l'empêcher de descendre la pente des coteaux si un mouvement général de retraite ramenait nos 1er et 2e corps d'armée dans le rentrant de la Marne.

La batterie Brasilier vint reprendre position en R sur la pente qui descend de la redoute de Saint-Maur à la Marne. Les six pièces de 12 de siége du capitaine Piron retournèrent à leur position Q en arrière de la même redoute. La batterie de 12 de campagne du capitaine Donato trouva place dans la redoute de Saint-Maur, qui n'avait pas autant de bouches à feu que d'embrasures. La batterie de 4 du capitaine André fut placée près et en dehors de la redoute du réservoir marqué O ; elle était là plus rapprochée de l'ennemi que les trois autres. J'avais pris la précaution d'étudier à l'avance les positions à donner aux batteries mobiles pour le cas qui se présentait, et grâce à l'activité des officiers de mon état-major, toutes les bouches à feu mobiles arrivèrent promptement à leurs nouvelles destinations. Elles protégèrent, avec les canons de plus gros calibres, le 1er corps d'armée contre les attaques répétées de l'ennemi. Nous le forçâmes ainsi à venir placer, vers neuf heures et demie du matin, plusieurs batteries sur les crêtes du plateau qui nous faisait face ; elles prirent position entre Champigny et Chennevières, et elles s'efforcèrent de combattre les canons de la presqu'île de Saint-Maur en profitant des avantages de leur situation dominante ; mais nous étions en mesure de leur riposter vivement : nous avions la supériorité du nombre et du calibre. Mes batteries étaient réparties, comme on le voit en regardant le plan, sur quatre lignes situées l'une derrière l'autre. La plus rapprochée de l'ennemi, celle du réservoir O, était à 2000 mètres de la crête ; celle de la redoute de Saint-Maur, placée à 1100 mètres en arrière, en était distante de 3100 mètres ; la batterie Piron était plus éloignée de 300 mètres, ce qui faisait 3400 mètres, distance qui dépasse la portée efficace des canons de 12 de siége ; enfin le fort de la Faisanderie était distant d'environ 4700 mètres de la crête la plus rapprochée. Les distances des échelons étaient trop grandes pour que les coups dirigés contre l'un pussent atteindre l'autre par suite des dé-

viations de portée inhérentes au tir ; et comme les projectiles prussiens éclatent au point de chute, leurs ricochets
ne pouvaient pas nous devenir nuisibles.

L'artillerie ennemie tira avec justesse, et les coups pointés de la même manière venaient tomber très-près l'un de
l'autre ; mais considérant la grande distance du but à atteindre, elle employa contre la redoute de Saint-Maur le tir
à *balayer :* les six pièces d'une même batterie étaient
pointées avec la même hausse, mais après chaque salve le
pointage et la portée variaient de 25 mètres environ, d'a-
bord en plus, ensuite en moins, de telle manière que les
coups pouvaient balayer tout le terrain sur une longueur de
100 à 200 mètres.

Le fort de la Faisanderie étant trop éloigné pour les
portées des canons dont l'ennemi disposait, ne fut pas con-
tre-battu. Après une lutte d'une demi-heure, nous eûmes
l'avantage. L'artillerie ennemie, après avoir interrompu et
recommencé son feu par trois fois, fut obligée d'abandonner
la crête, et elle se déroba à notre vue.

Le feu de l'ennemi fit peu de dégât; nous eûmes un sous-
officier de blessé et quelques roues brisées. Nous forçâmes
successivement plusieurs troupes d'infanterie qui s'étaient
engagées sur les pentes comprises entre Champigny et
Chennevières à se retirer.

L'ennemi n'abandonna point pour cela l'offensive, et il
dirigea ses efforts contre notre 2ᵉ corps d'armée, placé en
face de Villiers. Je pus reconnaître bientôt qu'une lutte
d'artillerie était engagée sur les plateaux. Les bouches à feu
françaises, placées sur le chemin de fer ou peut-être dans
une direction parallèle, avaient tourné vers le sud leur front
de bataille; j'apercevais cette ligne de canons à l'aide d'une
lunette, tandis que je ne voyais que la fumée et la flamme

des canons ennemis. Mais ceux-ci devaient nécessairement faire face au nord pour avoir leur ligne de bataille parallèle à celle de leurs adversaires. Cette ligne a été marquée approximativement sur le plan ci-joint où elle est désignée par les lettres s, t. Mes batteries de la presqu'île de Saint-Maur se trouvaient presque exactement sur son prolongement, comme il est facile de s'en assurer, et sa distance aux quatre emplacements occupés par mes batteries variait de 2200 mètres à 5000. Je pouvais donc utiliser les canons de siége de la redoute du réservoir O, ceux de la redoute de Saint-Maur P, ceux de la batterie Piron de l'emplacement Q, et même les canons à grande portée du fort de la Faisanderie. J'envoyai partout l'ordre de commencer le feu en pointant sur la flamme que produisaient incessamment les canons ennemis, et d'employer le tir à *balayer*, en faisant varier quelque peu la hausse alternativement en plus et en moins. Comme l'infanterie ennemie était quelque part sur le plateau, je devais produire contre elle un effet efficace, et je parvins à faire cesser le feu de la grande batterie ennemie. — Après avoir obtenu ce résultat, rien dans l'étendue que nous pouvions apercevoir ne paraissant plus offrir un but à nos coups, notre feu n'avait plus que peu de vivacité quand arriva à cheval dans la redoute de Saint-Maur, où j'étais encore en observation, un aide de camp du gouverneur de Paris. Il était haletant quand en m'abordant il me dit : « Général, » le gouverneur trouve que votre feu est mou ; il demande » que vous fassiez un feu vif, très-vif. » Je lui répondis : « Nous ne tirons plus qu'avec les gros calibres parce qu'ils » ont seuls assez de portée pour atteindre sur le plateau » très au delà des crêtes, mais si l'ennemi se fait voir sur » les pentes, tous mes canons pourront entrer en action, et » je vous réponds qu'ils produiront un effet décisif. » L'aide

de camp, un peu plus calme, reprit : « Le gouverneur a
» mené lui-même l'infanterie dans Champigny que l'en-
» nemi attaque avec acharnement, il a le plus grand besoin
» d'être appuyé par vous : je vous en prie, général, faites
» un feu fort, ne fût-ce que comme démonstration. » Puis,
sans descendre de cheval, il repartit sans me donner aucune
autre indication. Si j'avais suivi son conseil en faisant feu
immédiatement et un peu au hasard, la fumée de nos canons aurait bientôt voilé tout le lointain, tandis qu'il nous
fallait avant tout distinguer les positions prises par les
ennemis de celles que le 1er corps de l'armée française
occupait : ce qui était de la plus haute importance pour ne
pas tirer sur nos troupes. Aucun signal n'avait été convenu
pour nous indiquer l'extrémité des emplacements occupés
par nos soldats, et nous n'apercevions rien, ni mes commandants de batterie ni moi, du combat qui se livrait pour
la possession du village de Champigny. L'ennemi était-il
toujours demeuré dans quelques maisons ou bien y était-il
rentré sans qu'aucun de mes commandants de batterie pût
l'apercevoir? Nous ne le savions pas; mais je ne pouvais
plus douter que la situation de notre armée ne fût devenue
extrêmement périlleuse, puisque de nouveaux succès de
l'ennemi contre le 1er corps compromettaient entièrement
la retraite du 2e corps. A ce moment, la moindre erreur
dans les ordres que j'avais à donner, la moindre erreur
dans leur exécution pouvait amener des conséquences
fatales. Toutes nos lunettes furent par mes ordres dirigées
vers les pentes et vers la partie haute du village de Champigny. Le temps était heureusement très-clair à ce moment.
La fumée de nos canons s'étant entièrement dissipée quand
ils eurent suspendu leur feu, moins d'un quart d'heure
après le départ de l'aide de camp du gouverneur, M. Orcel,

ingénieur des mines, qui avait été amené près de nous par son ardent patriotisme, distingua le premier deux colonnes serrées d'infanterie allemande qui descendaient vers Champigny en traversant un espace découvert. La couleur des vêtements de ces fantassins tranchait peu sur la couleur du terrain, et on ne les pouvait distinguer qu'en regardant attentivement à la lunette. Je constatai la direction qu'ils suivaient, j'indiquai de suite aux officiers de mon état-major le terrain à battre, je les envoyai en toute hâte vers tous les commandants des batteries pour leur montrer l'espace sur lequel il fallait faire arriver les projectiles, en recommandant aux capitaines d'éviter à tout prix d'atteindre nos propres troupes par des coups trop courts. Toutes nos pièces tirèrent en concentrant leur feu sur cet espace indiqué. Il produisit l'effet que j'attendais, et je vis les deux colonnes ennemies qui remontaient la pente qu'elles avaient descendue et où elles ne pouvaient plus tenir.

Je n'eus pas à regretter d'avoir déplacé le matin même les vingt-quatre bouches à feu qui avaient d'abord occupé l'emplacement marqué N, car de là elles n'auraient pas aperçu le terrain à battre, qui leur aurait été masqué par des maisons, des murs et des arbres. L'ennemi ne se laissa point rebuter par un premier échec, et nous pûmes voir à plusieurs reprises la fumée de ses canons qui, cherchant à se masquer à notre vue, tiraient de haut en bas contre la partie du village de Champigny encore au pouvoir de nos troupes. Alors je fis diriger chaque fois nos projectiles sur la fumée de l'ennemi, et grâce au grand nombre de nos canons nous parvînmes à éteindre son feu, malgré la grande distance qui nous empêchait de bien observer les points de la chute de nos projectiles, et par conséquent de régler notre tir ; cet heureux effet ne fut pourtant pas atteint sans

accidents fâcheux. Le premier survint à la batterie Piron :
elle occupait, comme on l'a vu, l'emplacement Q, en arrière
de la redoute de Saint-Maur, et elle faisait par suite passer
ses projectiles près et au-dessus de cette redoute. Nous en-
tendîmes tous à plusieurs reprises le bruit strident que produisent dans l'air des morceaux irréguliers. Je reconnus
plus sûrement encore que les projectiles se brisaient dans
l'âme sous l'effort de la charge qui les lançait, en voyant
arriver dans la redoute quelques-uns de leurs éclats. C'est
que les deux canons de l'artillerie de marine employaient
des projectiles qui provenaient d'une fabrication entreprise
dans Paris pour compléter un approvisionnement insuffi-
sant. Je dus faire cesser immédiatement le tir de deux gros
canons de 16 centimètres. Deux autres canons de 16 centimètres de la marine, soumis à un tir très-vif et très-pro-
ongé, s'étaient brisés l'un après l'autre dans le fort de la
Faisanderie. Un canon de 19 centimètres de la marine,
bouche à feu d'une puissance extraordinaire, avait aussi
éclaté au fort de Nogent. L'accident se produisit pour ces
trois pièces d'une manière uniforme. La volée se détachant
de la partie cerclée, tombait en plusieurs morceaux dans
l'embrasure; personne ne fut blessé, mais notre armement
se trouva ainsi privé de cinq des bouches à feu les plus
puissantes. Malgré cela et grâce au grand nombre de canons qui continuèrent à tirer, notre feu se maintint très-
vif, comme l'aide de camp du gouverneur l'avait demandé;
mais ce n'était pas une simple démonstration, et l'effet avait
répondu à mon attente sans entraîner aucun des dangers
que je m'étais efforcé d'éviter. Notre feu se prolongea longtemps même après que tout était devenu silencieux du côté
de l'ennemi. Alors le capitaine Decharme, qui commandait
l'artillerie de la redoute de Saint-Maur, vint me dire : « Géné-

» ral, on ne voit plus de Prussiens nulle part, et au train dont
» nous allons, nous n'aurons bientôt plus de munitions. »
L'observation n'était que trop juste : elle avait d'autant plus
d'importance que nos munitions ne pouvaient être rem-
placées que pendant la nuit suivante, et la journée n'était
pas assez avancée pour que nous pussions les prodiguer :
nous n'étions pas assez assurés de ne pas voir l'ennemi
renouveler des attaques qui avaient plusieurs fois changé
de théâtre et de direction, mais qui n'avaient pas été inter-
rompues un seul instant depuis six heures du matin. J'envoyai à toutes mes batteries des ordres pour que le feu ne
fût plus continué que par un petit nombre de pièces. Après
des heures d'angoisse, j'éprouvais alors un grand soulage-
ment à la pensée d'avoir empêché le 1er corps d'être forcé
dans Champigny, et d'avoir préservé le 2e corps d'un danger encore plus grand, celui d'être coupé de ses ponts. Je
ressentais au milieu des douleurs du patriotisme ulcéré le
sentiment si doux d'avoir enfin trouvé l'occasion de rendre
un service important à notre pauvre France si accablée.
J'étais loin de prévoir le coup qui allait me frapper. Comment aurais-je pu penser que ce service serait méconnu,
suivi du plus amer déboire, et que j'allais être traité comme
un officier général ne l'avait peut-être jamais été ? Ces faits
étranges exigent quelques détails.

Notre feu avait éprouvé une suspension à peu près complète lorsque nous aperçûmes de petites troupes ennemies
marchant l'une derrière l'autre, à des distances irrégulières,
qui se dirigeaient de la hauteur qui domine Champigny
vers Chennevières, en suivant le bord de la crête. C'était
l'indice évident d'un mouvement de retraite. A cette vue,
M. Ducros, l'ingénieur, vint me proposer de renvoyer les
trois batteries de campagne à l'emplacement N pour diri-

ger leur feu sur ces ennemis. Cette idée était naturelle
chez un homme qui, n'étant pas militaire, ne pouvait pas
savoir pourquoi l'artillerie ne doit pas toujours tirer sur
de petits groupes pour le seul fait qu'ils sont en vue. Je
n'adoptai pas cette proposition pour deux motifs : d'abord
l'effet que nous pourrions produire contre ces troupes serait sans influence réelle puisqu'elles pouvaient facilement
se masquer à notre vue et se soustraire à notre feu en se
portant à leur gauche et en s'éloignant du bord du plateau ; mes batteries placées en N, c'est-à-dire plus près,
mais plus bas, seraient dans la situation la plus défavorable pour les atteindre et les hommes passeraient hors de
notre vue, soit à travers champs, soit sur les chemins qui
sont nombreux en cet endroit. Mon refus se basait aussi
sur une prévision plus grave. Si des troupes fraîches, que
l'ennemi pouvait recevoir, recommençaient l'attaque contre
Champigny, nous n'aurions pas trop de toutes nos bouches
à feu de ce côté, alors que leur effet serait diminué si la
lumière du jour, qui bientôt baisserait, ne nous permettait
plus de distinguer facilement les emplacements et les mouvements des troupes allemandes.

J'avais oublié ce petit incident lorsqu'en rentrant peu
de temps après dans la redoute de Saint-Maur j'appris qu'un
lieutenant-colonel d'état-major, appartenant à l'état-major
général de la 2ᵉ armée, était venu pour me parler. Après
avoir dit que nos pièces n'étaient pas assez rapprochées de
l'ennemi, il était allé en avant dans la presqu'île, en me
faisant prévenir qu'il reviendrait bientôt ; en m'abordant il
commença, me parlant en son propre nom, à critiquer la
position de certaines pièces qu'il avait cru devoir déplacer.
Il signala des défectuosités de tir, et il conclut en me disant
qu'il y avait lieu, suivant lui, de porter les batteries plus

en avant. Je fus surpris, et je crois légitimement, du ton
et du jugement, au moins un peu hâtif, d'un officier qui
ne connaissait pas les raisons qui m'avaient fait agir et qui
était mon inférieur en grade. Je lui répondis froidement :
« Vous m'avez exposé vos idées, mais j'ai l'habitude d'agir
» d'après les miennes. » Il me quitta, et je laissai les choses
dans le même état. Il revint environ une heure après,
alors que notre feu avait diminué de plus en plus, l'ennemi
n'étant en vue d'aucun côté. Il m'apportait une lettre du
général en chef de la 2ᵉ armée, commençant par ces mots :
« Vous avez eu tort de ne pas porter vos pièces plus en
» avant »; il me prescrivait ensuite de donner la direction
des batteries au lieutenant-colonel, qui connaissait ses intentions et qui possédait toute sa confiance.

Enlever ainsi à un officier général un commandement
spécial pour donner la direction de cent bouches à feu et
plus contre l'ennemi à un officier d'état-major qui probablement ne connaissait pas même la portée des diverses
sortes de bouches à feu qu'on lui confiait, c'est un fait
étrange, dont il n'y a pas, je crois, un second exemple.
Après avoir lu la lettre, je dis à cet officier supérieur :
« Allez rendre compte au général en chef que ses inten-
» tions seront exécutées. » Il hésita un moment, sans doute
il connaissait le contenu de la lettre; puis il s'éloigna sans
prononcer une seule parole. Je donnai aussitôt des ordres
pour faire partir les trois batteries mobiles sur l'emplacement N, où elles tirèrent quelques coups de canon sans
qu'on ait pu leur attribuer aucun effet tactique.

Pendant la nuit, un officier supérieur de l'état-major du
général commandant l'artillerie de la 2ᵐᵉ armée me fut
envoyé. Il était accompagné d'un ingénieur civil, et il
m'annonça qu'il était chargé par son général de prendre

une partie de mes canons et d'établir dans la presqu'île de Saint-Maur, sur un point déterminé, un épaulement très-rapproché de Chennevières et de Champigny. Il devait y conduire pendant cette nuit même une partie de mes bouches à feu. Je vis dans cette démarche un empiétement sur mes attributions, et je répondis : « Des épaulements » peuvent être établis dans la presqu'île sans que j'y fasse » opposition, mais le personnel et le matériel qui m'ont » été confiés resteront sous mes ordres. » Quelques heures après, je reçus un télégramme du général commandant supérieur de l'artillerie de Paris. Après m'avoir annoncé la prochaine arrivée de toutes les *munitions que je lui avais demandées* pour remplacer celles qui avaient été consommées, il ajoutait : « L'intention du gouverneur est « que vous veniez reprendre votre commandement sur la » rive droite. Je vous expliquerai verbalement ses raisons » toutes militaires qui n'ont rien qui doive vous préoc- » cuper. » Cette dépêche rendait pour moi manifeste l'intention qu'avait le gouverneur d'adoucir le coup qui me frappait. Il avait présent à l'esprit le souvenir du service que j'avais rendu dans cette journée alors qu'il avait appréhendé d'être forcé dans Champigny.

Très-douloureusement affecté d'être privé de mon commandement alors qu'il comportait peut-être encore des services à rendre, je fis au point du jour du 3 décembre chercher l'officier désigné pour me remplacer. C'était le lieutenant-colonel de l'état-major général auquel j'avais eu affaire la veille.

Je mis à sa disposition les quatre officiers qui m'accompagnaient, pour le cas où il aurait des ordres à transmettre, et je lui dis que je resterais moi-même dans le village de Saint-Maur, prêt à lui donner les renseignements dont il aurait besoin. Je voulus éviter que l'intérêt public pût avoir à souffrir de mon déplacement, et je crus devoir demeurer dans la presqu'île jusqu'à ce que la lutte eût pris fin. Je n'attendis pas longtemps, car dans l'après-midi du même jour 3 décembre, le lieutenant-colonel vint m'annoncer que la retraite de notre armée s'était opérée sans entrave, l'ennemi n'ayant plus renouvelé ses attaques de la veille. Tout dans la démarche déférente de cet officier supérieur me parut manifester son désir d'effacer l'impression de notre première entrevue : aussi ne me laissa-t-il plus, en me quittant, qu'un souvenir sympathique.

Rentré dans l'intérieur de Paris, je m'occupai de rédiger un rapport détaillé sur mes opérations, en le faisant suivre de mon appréciation sur la conduite du personnel. Les canonniers que j'avais eus momentanément sous mes ordres ne possédaient qu'une instruction pratique fort incomplète. Les officiers et les sous-officiers qu'on avait improvisés très-récemment, afin de pouvoir doubler le nombre des batteries, éprouvaient un grand embarras chaque fois qu'ils recevaient un ordre imprévu, car le plus souvent ils ignoraient ce qu'il y avait à faire pour l'exécuter. Il faut avoir traversé ces temps difficiles où il y eut à former une armée de toutes pièces ; il faut avoir eu à surmonter toutes les difficultés qui surgissaient sans cesse pour comprendre que tout ne marchait ni le mieux ni le plus vite possible ; ajoutons qu'un seul officier supérieur ne pouvait pas suffire à changer promptement la direction du feu des batteries de la presqu'île de Saint-Maur en la subordonnant aux entreprises de l'ennemi, et que je n'avais aucun officier supérieur à ma disposition pour diriger l'action des diverses batteries placées entre la Seine et la Marne, du côté de Créteil. Une foule d'imperfections dans les détails ont fait partout sentir leurs effets, et elles ont pu diminuer l'efficacité de notre feu. Mais tous les hommes sans exception ont montré une bonne volonté louable et déployé quelque force morale quand ils ont vu éclater leurs pièces ou tomber autour d'eux une pluie d'obus. Les quatre officiers de mon état-major, le capitaine d'artillerie Saunier, le lieutenant de vaisseau Conneau, M. du Manoir et M. Dubourdieu m'ont secondé avec la plus grande activité.

Le capitaine d'artillerie Decharme, le capitaine Piron, M. Pichot, ancien officier d'artillerie, qui avait quitté temporairement ses fonctions de professeur de mathématiques pour prendre le commandement d'une batterie, le capitaine Donato, le capitaine Laguerre, le capitaine Barbier, le capitaine Brasilier, le capitaine Panon avaient suppléé autant possible à l'insuffisance d'instruction du personnel placé sous leurs ordres. Le commandant Pachon a rendu tous les services que l'on pouvait attendre de son expérience consommée. Tous ces officiers ont su agir, quand il le fallait, d'après leurs propres résolutions.

Mon rapport contenant la relation détaillée des opérations de l'artillerie chargée d'appuyer la 2ᵉ armée pendant et après son passage sur la rive gauche de la Marne, accompagné d'un plan, fut adressé par moi au gouverneur de Paris, au général commandant supérieur de l'artillerie, au ministre de la guerre et au directeur du service de l'artillerie. Ma lettre d'envoi au gouverneur était ainsi conçue :

« Paris, le 5 décembre 1870.

» Monsieur le gouverneur, j'ai l'honneur de vous adresser » ci-joint le rapport destiné à vous rendre compte de ce » que j'ai fait pour l'accomplissement de la tâche que vous » m'avez personnellement confiée le 24 novembre dernier.

» Jamais peut-être un officier général n'eut à agir dans
» des circonstances où ses décisions et ses actes pussent
» avoir pour nos armes une plus grande importance. Je
» l'avais du reste prévu en recevant avec reconnaissance ce
» haut témoignage de votre confiance et de votre estime.
» Au moment critique de la journée du 2 décembre, vous
» m'avez envoyé dire que le feu de mon artillerie n'était
» pas assez vif; après avoir lu mon rapport, vous serez
» convaincu que j'avais les meilleures raisons pour ne pas
» ouvrir le feu de mes canons de 12 avant qu'ils pussent
» produire un effet décisif. Mon rapport explique égale-
» ment pourquoi j'ai cru devoir résister à des injonctions
» qui, arrêtées de loin, ne pouvaient pas l'être en connais-
» sance de cause. L'exécution des mesures prescrites au-
» rait pu, comme vous le verrez, amener les plus désas-
» treuses conséquences. Du reste, dans les difficultés
» imprévues que j'ai rencontrées, j'ai pris à cœur de ne
» pas me laisser détourner un seul instant des vrais inté-
» rêts de notre chère et malheureuse patrie. »

Pendant le temps qui s'est écoulé depuis les événements
que nous venons de relater, plusieurs relations des événements de la guerre de 1870, publiées en Allemagne, ont fait
mention de la bataille de Champigny. Je prends dans celles
qui sont venues à ma connaissance les courts passages qui
sont relatifs aux effets produits par les batteries que j'ai
dirigées.

Le *Journal des Débats* du 1ᵉʳ janvier 1871 a rapporté,
d'après les *Nouvelles de Dresde*, un récit auquel j'emprunte
ce qui suit : « Cette localité (Champigny), qui avait été ar-
» rachée le 30 novembre par les Français aux Wurtember-
» geois, puis le 2 décembre dès l'aube reprise par ces der-
» niers d'un coup de main, et qui fut pendant huit

» heures le théâtre d'un combat des plus furieux jusqu'à
» ce qu'enfin elle restât en grande partie en la possession
» des Wurtembergeois et des Poméraniens, se trouve d'ail-
» leurs sur un plateau. De cette hauteur on voit des rangées
» de maisons descendre peu à peu vers la Marne. *Grâce*
» *au feu des forts*, il n'était pas possible, notamment le
» 2 décembre, de déloger les Français qui s'étaient abrités
» dans ses habitations. »

On voit ici les Allemands déclarer que c'est le feu des
forts, ce qui veut dire le feu concentré de toutes les batteries de position de la presqu'île de Saint-Maur, qui les a
empêchés de réussir, le 2 décembre, à s'emparer entièrement du village de Champigny quand ils en occupaient la
partie supérieure.

M. Rustow, dans son ouvrage ayant pour titre *Guerre des
frontières du Rhin*, après avoir estimé la perte des Français dans cette terrible bataille à 6000 hommes sur 100 000,
ajoute ce qui suit : « Le 2° corps allemand perdit
» 1606 hommes, dont 89 officiers (ce qui fait un officier
» pour 17 hommes). Les Saxons perdirent 1151 hommes,
» dont 55 officiers (un officier pour 20 hommes). Les Wur-
» tembergois estiment leurs pertes à 2028 hommes, dont
» 61 officiers (un pour 30 hommes environ). Si l'on ajoute
» à ces pertes celles de quelques corps isolés, tels que la
» brigade de secours du 6° corps, on trouve que la perte
» totale des Allemands fut au moins de 5000 hommes. Les
» Allemands perdirent donc relativement plus de monde
» que les Français dans ces journées de combat, *ce qu'il*
» *faut attribuer à l'action de la grosse artillerie des forts*
» *de l'Est et des batteries nouvellement construites.* »

On lit encore dans l'ouvrage du major Blume, *Opérations
des armées allemandes*, traduit par E. Costa de Serda

(page 173) : « Le 2 décembre à sept heures du matin, Brie
» est donc attaqué par 3 bataillons saxons, Champigny par
» 3 bataillons wurtembergeois ; l'ennemi est d'abord chassé
» de ces deux villages avec de fortes pertes; mais peu
» après il revient en nombre supérieur, et de nouveau
» nous sommes forcés d'abandonner ces deux points situés
» au pied des versants de la vallée, car *le feu des forts et*
» *des nombreuses batteries de position balayaient les pentes*
» *et le plateau jusqu'à Villiers, et rendaient impossible tout*
» *secours sérieux à ces positions avancées.* »

Les témoignages des relations allemandes s'accordent
donc pour établir que les batteries placées sous mes ordres
ont, par leur feu, empêché les ennemis de prendre possession du village de Champigny. Or, si l'on veut bien jeter un
coup d'œil attentif sur le plan du champ de bataille qui est
ci-joint, on ne pourra pas douter que si l'ennemi s'en était
rendu maître, il aurait pu couper la retraite aux troupes
françaises qui s'étaient avancées sur la route de Villiers. J'ai
donc été assez heureux pour réussir, le 2 décembre 1870, à
éviter que la bataille de Champigny aboutît à un désastre.

II

NOTE SUR QUELQUES PASSAGES D'UNE RELATION DE LA
BATAILLE DE CHAMPIGNY PUBLIÉE DANS LA *Revue des*
Deux-Mondes.

Les pages qu'on vient de lire n'étaient pas destinées
quant à présent à la publicité : elles étaient de simples
souvenirs, recueillis au moment de ces graves événements,
qui devaient servir plus tard à des études militaires sur le
siége de Paris. Mais la *Revue des Deux-Mondes* du 15 juil-
let 1873 a donné un récit habilement dramatisé de la ba-

taille de Champigny, dans lequel deux reproches très-graves me sont adressés; c'est en considérant de quelle autorité ils proviennent que j'ai cru devoir faire paraître cette relation partielle mais précise : elle contraste par sa froideur et sa sécheresse technique avec celle dont je viens de parler, qui est très-bien écrite et très-émouvante. Si les reproches qui me sont faits provenaient seulement d'un écrivain sans compétence sur les questions militaires, ils seraient à mes yeux sans conséquence; mais il est manifeste qu'il a reçu des documents émanant d'un officier général qui a joué un très-grand rôle dans la bataille : c'est là ce qui m'oblige à une réponse; heureusement elle pourra être courte, grâce à tous les détails qui précèdent. Le premier des deux passages qui me concernent dans cette relation est relatif à la journée du 30 novembre; nous le reproduisons en entier.

« A l'autre extrémité, l'affaire engagée entre la Marne
» et la Seine n'avait pas été moins chaude et elle avait
» été moins heureuse. La division Susbielle, détachée du
» 2ᵉ corps de l'armée de Ducrot, avait pour mission de
» s'emparer de Montmesly, et au matin, en effet, s'élançant
» de Créteil, elle avait abordé avec vigueur la position,
» qu'elle avait enlevée, où elle s'était établie, non sans avoir
» eu à soutenir une lutte singulièrement vive où périssait
» le général Ladret de la Charrière. Seulement on n'avait
» peut-être pas assez mûri et préparé cette attaque. Préci-
» sément parce que Montmesly avait une sérieuse impor-
» tance en nous permettant de dominer les communications
» de l'ennemi par Choisy-le-Roi, il était bien clair que les
» Prussiens ne nous laisseraient pas maîtres de la position
» sans tenter un violent effort pour la reprendre, et c'est
» ce qui ne manquait pas d'arriver. La division Susbielle

» aurait pu, il est vrai, trouver un secours efficace dans les
» batteries de Saint-Maur, qui pouvaient gêner singulière-
» ment le retour offensif des Prussiens. Le général Favé,
» commandant à Saint-Maur, paraissait peu préoccupé de
» Montmesly. Un autre secours aurait pu venir à la division
» Susbielle d'une diversion des forces du général Vinoy au
» sud, mais le général Vinoy était sans instructions, ses
» troupes étaient fatiguées du combat de la veille. Vers
» une heure de l'après-midi néanmoins, distinguant un
» certain ébranlement dans la division Susbielle à demi re-
» jetée de ses positions, voyant les Prussiens essayer de se
» glisser entre Choisy-le-Roi et Montmesly pour tourner
» cette division et peut-être l'enlever, il se décidait à faire
» une démonstration pour arrêter l'ennemi. »

En ce moment l'essentiel est pour nous dans ces mots :
« Le général Favé, commandant à Saint-Maur, paraissait peu
» préoccupé de Montmesly. » Si l'on avait dit seulement
que j'étais moins préoccupé de Montmesly que du véritable
champ de bataille qui était du côté de Champigny, rien ne
serait plus vrai; mais on affirme que j'ai négligé de protéger l'attaque ou la défense du Montmesly; je rappellerai
donc qu'il y avait pour agir de ce côté deux canons de 24
de siége et onze canons de 12 de siége dans la batterie D,
six canons de 12 de siége dans la batterie F, trois canons
de 12 de siége dans la batterie H, auxquels il faut ajouter
les deux batteries de campagne Donato et André, qui furent
placées pour le même objet sur la rive droite de la Marne,
derrière les épaulements I et K, plus trois canons à grande
portée placés dans la redoute de Gravelle : ce qui ne fait pas
moins de trente-quatre bouches à feu, sans y comprendre
les six pièces de la batterie A, qui ne pouvaient pas tirer sur
le Montmesly, mais qui avaient néanmoins une action favo-

rable à cette démonstration. J'ajouterai qu'ayant appris par les instructions verbales données par le général en chef dans la soirée du 29 novembre la tâche donnée au général Susbielle d'attaquer le Montmesly, et ayant su en même temps qu'il devait porter le soir même sa division en avant de Charenton sur la rive gauche de la Marne, j'envoyai vers lui un officier qui revint, après avoir employé vainement plusieurs heures de la nuit à sa recherche, m'informer que la division Susbielle n'avait pas paru sur la rive gauche et qu'elle n'exécuterait son mouvement que dans la matinée du lendemain. On voit qu'il n'a pas dépendu de moi de concerter l'action de mes batteries fixes avec les dispositions d'attaque de cette division.

Nous arrivons à un second passage de la relation qui nous occupe : « Que restait-il donc de cette journée labo-
» rieuse et sanglante du 30 novembre, dont les affaires de
» Montmesly et de Saint-Denis n'étaient que des épisodes,
» dont l'intérêt essentiel restait concentré autour de Vil-
» liers et de Champigny? Ce n'était pas une victoire com-
» plète et décisive sans doute, c'était bien moins encore un
» insuccès, puisqu'on campait le soir sur des positions oc-
» cupées le matin par l'ennemi. Si cette journée, où tant de
» courage avait été prodigué pour ainsi dire en détail, où
» tant de sang avait coulé, n'avait pas tenu tout ce qu'on
» s'en promettait, c'était la suite d'un certain nombre de
» contre-temps qui n'avaient assurément rien d'inévitable.
» On avait parlé beaucoup trop tôt de quitter les hauteurs
» de Champigny et de Cœuilly, lorsque rien ne motivait la
» retraite, lorsque l'ennemi lui-même se montrait étonné
» d'un mouvement rétrograde auquel il ne se sentait pas en
» mesure de nous contraindre. Le commandement supérieur
» au 3e corps avait été visiblement hésitant. Il n'avait rien

» tenté sur Noisy-le-Grand, et si magnifique d'héroïsme que
» fût la charge des zouaves à quatre heures, elle venait trop
» tard. Si elle avait eu lieu le matin, si elle avait concouru
» aux attaques du 2ᵉ corps, tout pouvait changer de face ;
» la bataille était peut-être gagnée dès midi ; l'artillerie de
» la presqu'île de Saint-Maur avait eu un rôle peu efficace,
» non-seulement du côté de Montmesly, mais encore dans la
» direction des efforts de l'armée sur les hauteurs de
» Cœuilly. Le général Favé semblait malheureusement do-
» miné par une seule préoccupation, c'est qu'il avait pour
» mission beaucoup moins d'appuyer nos soldats dans leur
» marche en avant que de couvrir sur la Marne une déroute
» qui ne pouvait manquer d'arriver d'un instant à l'autre.
» Le général Vinoy n'avait pas reçu d'ordre, ce qui était un
» tort sans doute. Puisqu'il se décidait à entrer en action,
» mieux valait agir lorsque la division Susbielle était encore
» à Montmesly que de se borner à la protéger dans sa re-
» traite. Puisqu'il s'engageait, mieux valait persister, conti-
» nuer à retenir l'ennemi... »

Ici tous les auxiliaires du général en chef ont à subir des
reproches ; car il en est adressé : 1° au commandant supérieur du 1ᵉʳ corps, pour avoir eu la pensée de quitter les
hauteurs de Champigny et de Cœuilly ; 2° au commandant
supérieur du 3ᵉ corps, pour avoir été visiblement hésitant ;
3° au général Favé, dont l'artillerie avait eu un rôle peu
efficace ; 4° au général Vinoy, pour n'avoir pas agi lorsque
la division Susbielle était encore à Montmesly. Le commandant du 2ᵉ corps, qui avait été tué et que le général en
chef avait suppléé, est le seul dont les actes ne soient pas
critiqués.

Quant au reproche fait à l'artillerie de la presqu'île de
Saint-Maur de n'avoir eu qu'un rôle peu efficace dans les

attaques de Villiers et de Cœuilly, j'ai dit comment les
instructions du gouverneur avaient été sur ce point scru-
puleusement suivies; mais l'écrivain ignore ce fait, et il ne
sait pas davantage qu'une artillerie tirant à très-grande
distance, de bas en haut, sans voir ni l'ennemi qu'elle veut
atteindre, ni les points de chute de ses projectiles, ne peut
pas produire un effet décisif, parce qu'elle est dans l'impuissance de bien régler son tir.

Examinons maintenant si l'autre reproche a plus de fon-
dement : « Le général Favé semblait malheureusement
» dominé par une seule préoccupation, c'est qu'il avait
» pour mission beaucoup moins d'appuyer nos soldats
» dans leur marche en avant que de couvrir sur la Marne
» une déroute qui ne pouvait manquer d'arriver d'un in-
» stant à l'autre. » L'écrivain commet ici un anachronisme,
car il n'est pas douteux que dans les documents mis à sa
disposition, ce reproche ne doive se rapporter à la journée
du 2 décembre et non à celle du 30 novembre. A ce premier jour de la bataille, au contraire, j'ai fait porter, comme
je l'ai dit plus haut, deux de mes batteries mobiles à l'emplacement le plus rapproché possible de l'ennemi, emplacement d'où elles ont protégé la droite du 1er corps au
moment où elle était prise en flanc par des troupes allemandes, notamment par celles qui s'étaient postées dans un
petit bois au-dessous de Chennevières. Dans cette journée,
mes canons ont soutenu nos troupes partout où elles flé-
chissaient, et ils leur ont donné le moyen de reprendre
avantageusement l'offensive, comme je l'ai expliqué plus
haut. Je n'y reviendrai donc pas. D'après l'auteur, l'artillerie que je dirigeais n'aurait au contraire produit aucun
effet utile, ni dans la journée du 30 novembre, ni dans la
journée du 2 décembre. Mais s'il ne dit pas un mot de ce

qu'elle a fait dans la journée du 2 décembre, le motif en
est simple : il n'a rien su de l'action et des mouvements de
mon artillerie, parce que mon rapport, adressé seulement
au gouverneur de Paris, au ministre de la guerre, au
directeur de l'artillerie et au commandant supérieur de
l'artillerie de l'armée de Paris, ne s'est pas trouvé dans les
documents qui lui ont été fournis. Le danger qu'a couru
le gouverneur d'être forcé dans Champigny n'étant pas
mentionné, le service que j'ai rendu dans cette circonstance en préservant l'armée d'un désastre imminent, est
également passé sous silence.

L'écrivain a ignoré en outre comment, dans cette journée du 2 décembre, j'ai fait exécuter pour la première fois
un tir *à balayer*, qui a pris en flanc les batteries ennemies
postées en *s*, *t*, quoiqu'elles ne fussent pas visibles. Peu de
jours après la bataille de Champigny, j'ai donné, par ordre
du commandant supérieur de l'artillerie de Paris, lecture
de mon rapport devant une réunion d'officiers supérieurs de
l'arme, et il m'a valu les félicitations hautement exprimées
de mon chef immédiat. Peu de jours après ces événements,
le 16 décembre, j'étais désigné pour commander l'artillerie
de la 3ᵉ armée; donc le général Vinoy, qui m'avait demandé
pour servir sous ses ordres, le ministre de la guerre et le
gouverneur président du gouvernement de la Défense
nationale, qui me confiaient ce nouveau commandement,
étaient loin de me traiter avec la défaveur qui se serait
attachée à un officier général ayant fait de telles preuves
d'incapacité.

Ceci dit pour répondre à la *Revue des Deux-Mondes*, je
ne dois pas dissimuler que le reproche, je dirais presque
l'accusation dont je suis l'objet, a une portée plus haute.
Le général en chef de la 2ᵉ armée s'en prend à moi de ne

l'avoir pas plus efficacement aidé à s'emparer de Villiers ou de Cœuilly, et il croit que son entreprise aurait réussi si elle eût été mieux secondée par l'artillerie de la rive droite de la Marne. C'est à cela que je vais répondre à l'aide des faits ci-dessus établis.

1° Les canons à grande portée, c'est-à-dire ceux de 16 centimètres de la marine et ceux de 24 de l'artillerie de terre, montés sur affûts de siége, avaient seuls des portées assez étendues pour atteindre jusqu'à Villiers et Cœuilly. En avais-je assez à ma disposition pour l'effet qu'on en attendait? La redoute de Saint-Maur ne devait comprendre que des canons de cette sorte, mais elle n'en reçut que très-peu; son armement fut principalement composé de canons de 12 de siége (ancien canon de campagne), dont la portée régulière ne dépasse pas 3200 mètres.

2° Le tir de mes canons, pendant la journée du 30 novembre, a été dirigé d'après les instructions écrites du gouverneur. Mon devoir était de n'y rien changer, et je l'ai accompli. On ne peut donc pas s'en prendre à moi si le feu n'a pas été suffisamment concentré soit sur Villiers, soit sur Cœuilly.

3° Le petit nombre de mes bouches à feu à grande portée et à grande puissance a été très-notablement diminué par les effets d'un tir dont la vivacité avait été grande quand les circonstances l'avaient demandé : ainsi deux canons de 16 centimètres et un canon de 19 centimètres avaient éclaté, et deux autres canons de 16 centimètres avaient dû cesser de tirer à cause des projectiles de mauvaise fonte qui se brisaient dans l'âme.

Ces accidents ont diminué les effets qu'on pouvait espérer, et des officiers qui attendaient impatiemment notre concours ont pu par suite éprouver de l'irritation contre un ralentissement de feu dont ils ne s'expliquaient pas les causes. Nous ne craignons pas de leur soumettre tout ce qui précède, car nous les choisirions volontiers pour juges s'il voulaient bien, en lisant cet écrit, prendre connaissance de circonstances qui leur sont jusqu'à présent demeurées inconnues.

III

VILLA ÉVRARD.

L'épisode qui suit a beaucoup moins d'importance que le précédent sous le rapport des résultats obtenus, mais le récit détaillé d'un combat offre un enseignement d'autant plus précis que l'affaire est plus circonscrite. Ici, par exemple, la relation d'un engagement dont les combinaisons ont été peu compliquées permettra de signaler à l'attention du lecteur quelques-unes de ces mille circonstances que la guerre présente inopinément et qui font de la tactique un art très-varié. Nous aurons à traverser des moments critiques où le chef doit improviser toutes ses résolutions, où il porte la responsabilité la plus grave sans autre appui qu'un appel immédiat à ce qu'il a pu acquérir antérieurement de savoir et d'expérience. Combien cette situation diffère de celle où l'on peut exécuter sans obstacle un plan mûrement combiné! Avant d'entrer dans le récit des faits, et pour mieux en éclairer la marche, je dirai quelques mots sur les préparatifs, car les préliminaires des opérations de guerre exercent une influence qui, pour être peu apparente, n'en est pas moins considérable.

Appelé le 16 décembre 1870 au commandement de l'artillerie de la 3e armée, je me rendis immédiatement chez le général Vinoy, le commandant en chef, pour me mettre au courant de la situation et recevoir ses ordres. L'artillerie de la 3ᵉ armée était à ce moment presque nulle, et le général Vinoy me chargea de demander sans retard au commandant supérieur de l'artillerie de la défense de Paris quel était le nombre des batteries qui devaient entrer dans son armée; il désirait qu'elles fussent mises le plus tôt possible à sa disposition. Je m'adressai donc à l'officier général que je viens de désigner, et j'appris de lui que la 3ᵉ armée ne disposait en ce moment que de trois batteries détachées au plateau d'Avron avec la division d'Hughues, et d'une batterie donnée à la brigade Blaise, de la division de Malroy. Quatre autres, une batterie de 12, deux batteries de 4 et une batterie de canons à balles devaient revenir plus tard à la 3ᵉ armée; mais elle ne devait pas espérer posséder jamais plus de quarante-huit bouches à feu, alors que l'effectif de ses troupes dépassait 60 000 hommes qui formaient un corps d'armée de trois divisions, et trois divisions isolées.

Le commandant supérieur de l'artillerie ne consentait pas à s'en dessaisir pour le moment; il donnait pour raison qu'il aurait bientôt besoin des attelages de ces batteries pour transporter des mortiers sur des emplacements qui devaient être désignés par le gouverneur en vue d'un bombardement destiné à venir en aide à une nouvelle entreprise de la 2ᵉ armée. Il ajoutait : « Je ne donnerai pas les batte- » ries tant que j'aurai besoin des chevaux, parce qu'on ne » me rendrait pas les attelages quand j'en aurais besoin. »

Par suite de sa pénurie en fait d'artillerie de campagne, le gros de la 3ᵉ armée restait employé à garder la ligne continue des tranchées qui avaient été construites au delà des forts de la rive gauche. Le général Vinoy me prescrivit de visiter cette ligne et de me mettre en rapport avec les officiers généraux commandant les troupes. Je commençai par la gauche et j'allai d'abord, avec l'amiral Pothuau, reconnaître les positions de l'ennemi en face de Vitry. J'ordonnai quelques dispositions d'armement destinées à préparer une diversion qui devait être opérée peu de jours après pour favoriser la nouvelle entreprise de la 2ᵉ armée. Elle se disposait à attaquer l'ennemi sur la rive droite de la Seine; elle devait diriger ses efforts contre une partie de la ligne d'investissement située entre la haute Marne et la basse Seine.

Le jour suivant, je parcourus avec les généraux de Chamberet et Corréard la partie de nos tranchées située en avant des forts de Montrouge, de Vanves et d'Issy. Lorsque je me présentai le 18 décembre au soir chez le général Vinoy pour lui rendre compte de ce que j'avais observé et des conclusions que j'en avais tirées, il m'informa que le gouverneur avait arrêté un nouveau projet d'opérations. Une partie des troupes de la 3ᵉ armée devait, sous les ordres de son général en chef, se porter en avant du fort de Rosny et du plateau d'Avron pour concourir à l'action principale.

Le général Vinoy me pressa de retourner chez le général commandant supérieur de l'artillerie pour lui demander avec instance de mettre sans retard à notre disposition toutes les batteries mobiles dont il pouvait disposer. Je m'y rendis immédiatement; mais ce général me répondit : « Dites au général Vinoy que je n'ai rien à lui donner, et » que je n'ai pas à entrer en relations directes avec lui. » Je me retirai après cette fin de non-recevoir. Mais grâce peut-être aux réflexions de la nuit, cet officier général me fit dire le lendemain matin qu'il pouvait mettre à ma disposition une batterie de 12 qui était placée à Vitry, et que le changement du plan d'opérations rendait inutile dans cet emplacement.

Le même jour 19 décembre, le général commandant en chef de la 3ᵉ armée ayant transporté son quartier général au fort de Rosny, je plaçai le mien tout à côté, dans une dépendance du château de Montereau, et je parcourus immédiatement le plateau d'Avron pour prendre de là quelque peu connaissance du terrain sur lequel nous aurions vraisemblablement à opérer. Je me rendis ensuite auprès du général Vinoy. Il m'engagea à l'accompagner dans la reconnaissance qu'il voulait opérer lui-même sur le plateau d'Avron pendant la journée du lendemain. Il m'exposa pendant cette excursion le plan des opérations auxquelles devaient participer deux divisions de la 3ᵉ armée.

A gauche, la 2ᵉ armée, opérant tout entière, devait forcer la ligne de l'ennemi en s'avançant dans la partie de la plaine de Saint-Denis que commande le fort de Romainville et qui est située en avant du fort d'Aubervilliers. Sa gauche devait d'abord s'emparer du village du Bourget; puis l'armée entière, forçant les ouvrages que l'ennemi pouvait occuper sur les bords de la Molette et de la Morée, ruisseaux qui traversent le Bourget et Blancmesnil, devait gagner les routes d'Allemagne.

La 3ᵉ armée avait pour but d'opérer une diversion et de retenir une partie des troupes de l'ennemi pour les empêcher de se porter au secours des corps attaqués par le général Ducrot. Le général Vinoy expliqua à son état-major, sur le terrain même, ce qu'il comptait faire pour remplir sa tâche. Il avait en vue d'attaquer les hauteurs du Raincy au moyen de deux colonnes qui déboucheraient, l'une à droite, l'autre à gauche du plateau d'Avron. La colonne de gauche devait se composer des troupes de la division de Malroy; celle de droite, des troupes de la division d'Hughes.

Des pièces d'artillerie de marine, des pièces de siége, des canons de 7 se chargeant par la culasse, qui avaient été récemment fabriqués dans Paris, devaient être placés en grand nombre derrière des épaulements qu'on élevait sur le plateau. Ils devaient concourir à l'opération de la 3e armée en dirigeant leurs feux soit sur le plateau du Raincy soit sur les pentes que nos troupes auraient à gravir pour y arriver. Leur action devait vaincre la résistance de l'ennemi, dont les dispositions et les préparatifs de défense n'étaient pas connus. L'artillerie du plateau d'Avron avait néanmoins un autre objet, celui de favoriser l'attaque de la 2e armée; elle pouvait diriger la plus grande partie de ses feux sur l'extrémité ouest de la forêt de Bondy.

Le général Vinoy m'ayant prescrit d'envoyer à quatre batteries qu'il me désigna l'ordre de se mettre en mouvement sans perdre une minute et de traverser Paris pour venir camper près du fort de Rosny, je m'étais empressé d'adresser cette prescription par le télégraphe aux quatre commandants de ces batteries; mais je reçus à ce sujet du général commandant supérieur de l'artillerie deux dépêches, l'une m'informant que les batteries ne se mettraient pas en mouvement et qu'elles n'obéiraient qu'à un ordre exprès émané directement de lui, l'autre me demandant qui avait pu ordonner le déplacement de deux de ses batteries de canons à balles. Je communiquai au commandant en chef de la 3e armée cette nouvelle fin de non-recevoir qui le mettait dans l'impossibilité d'agir. Il prit les dépêches que je tenais à la main en me disant : « Je m'en charge. » Peu de temps après m'arriva une réponse du gouverneur qui mettait sous le commandement du général Vinoy les batteries contestées. J'envoyai de nouveau aux capitaines de ces batteries l'ordre de se mettre en marche, mais je n'étais pas bien certain qu'il leur parviendrait assez tôt pour qu'ils fussent arrivés près du fort de Rosny avant le lever du jour.

Comme l'action devait s'engager le 21 au matin, je m'étais rendu dans la soirée du 20 auprès du général Vinoy, et j'en avais reçu des instructions détaillées et précises qui contenaient tout son plan d'opérations ; je vais les résumer en quelques mots.

Le général d'Hughes, avec sa division composée de la brigade Salmon, de la brigade Wallet, de trois batteries de canons de campagne et de deux sections de canons à balles, devait, opérant à droite, s'emparer d'abord du parc de la Maison Blanche et s'y établir fortement, puis faire éclairer la plaine du côté de Chelles et du côté de Villa Evrard, en même temps que les pentes du coteau de Gagny. (Voir la carte.) Après avoir pris toutes les dispositions nécessaires à la défense du parc de la Maison Blanche, le général d'Hughes devait s'emparer du village de Gagny, puis remonter le village et la pente qui mènent au plateau du Raincy, en prenant pour point de direction une maison rouge qui se voyait sur le plateau. Ce mouvement était protégé à gauche par des batteries de position du plateau d'Avron, tandis qu'à droite la division d'Hughes devait avoir son flanc droit couvert tant par des bataillons de garde nationale mobilisée, chargés d'occuper Neuilly-sur-Marne, que par une partie de la division de cavalerie Bertin, chargée d'observer avec soin les bords de la Marne et surtout Villa-Evrard. Le général d'Hughes, parvenu sur le plateau du Raincy, devait s'y établir solidement et se hâter d'y creuser des tranchées si l'ennemi lui en laissait le temps.

Le général de Malroy, avec sa division composée de trois bataillons de gendarmerie, quatre bataillons de ligne, huit bataillons de garde nationale mobilisée, devait recevoir quatre batteries dont une de canons à balles. Il avait, comme nous l'avons dit, à agir sur la gauche de la division d'Hughes. Ses troupes, s'engageant sur la route qui mène du village de Rosny à celui de Villemonble, devaient tourner à gauche, immédiatement après un parc qui est bordé au sud par le chemin de fer et qui regarde Gagny; puis gravir les pentes qui montent au plateau du Raincy pour opérer leur jonction sur ce plateau avec les troupes de la division d'Hughes.

Les deux divisions devaient ensuite agir de concert, de manière à se prêter un mutuel appui en vue de prendre pied solidement sur la hauteur, si cela paraissait possible. Dans cette hypothèse, le feu de l'artillerie des deux divisions devait être dirigé sur Livry, mais les troupes d'infanterie ne devaient point entreprendre de s'avancer dans cette direction.

Si la résistance ou les attaques de l'ennemi rendaient la retraite nécessaire, elle devrait s'opérer pour chaque division par les chemins suivis en se portant en avant. Les feux du plateau d'Avron devraient alors agir énergiquement et donner une protection efficace.

Muni de cet ordre général, je réunis dans la soirée les commandants de mes batteries et les officiers de mon état-major pour leur en donner connaissance. J'y joignis, pour la conduite à tenir dans cette circonstance, une indication qui me paraît mériter d'être ici consignée : « Chacune des » deux divisions, leur dis-je, va descendre dans un » bas-fond pour remonter ensuite des pentes escarpées. » Les deux colonnes auront à parcourir, tantôt des rues

» de village, tantôt des chemins étroits et inclinés. Si vos
» batteries s'y engagent en même temps que l'infanterie,
» elles entraveront ses mouvements sans pouvoir servir à
» rien jusqu'au moment où elles seront parvenues sur la
» hauteur. Or, en supposant même que vous puissiez vous
» mettre en position de tirer de bas en haut en vous pla-
» çant soit au pied, soit au milieu de la hauteur, vos ca-
» nons, dont les vues seraient entravées par mille obstacles,
» ne produiraient aucun effet, tandis que l'infanterie en-
» nemie pourrait ajuster vos canonniers tout à son aise.
» Jamais, dans un cas pareil, l'artillerie ne doit accompa-
» gner l'infanterie ni se mêler avec elle. Chacun de vous
» devra chercher sur la pente opposée à celle que l'on veut
» gravir un emplacement d'où ses pièces puissent favoriser
» la marche de l'infanterie en tirant, s'il en est besoin,
» sur les maisons et sur les couverts occupés par l'ennemi.
» Votre artillerie devra sans doute aller promptement re-
» joindre les troupes, mais seulement quand elles auront
» gravi la hauteur et réussi à éloigner l'ennemi des bords
» du plateau. A ce moment, vos pièces auront à se hâter
» de traverser les défilés ; elles graviront aussi vite que
» possible les pentes sur lesquelles chevaux et voitures ne
» pourraient pas s'arrêter sans grave inconvénient. Si les
» généraux de division vous en laissent la latitude, observez
» bien cette règle, dont la violation a plusieurs fois entraîné
» des conséquences fatales pour l'infanterie comme pour
» l'artillerie. »

Ce conseil ne devait pas trouver là son application, car
le lendemain matin, lorsque je me rendis chez le général
Vinoy, je reçus, au lieu d'un ordre fixant l'heure du départ,
des instructions entièrement nouvelles, qui résultaient d'un
changement considérable dans le plan des opérations de la

3ᵉ armée. Ce changement provenait du gouverneur, qui n'avait pas cru devoir laisser au général Vinoy la libre disposition de ses mouvements.

L'attaque du plateau du Raincy était abandonnée. La division d'Hughes, se bornant à agir dans la plaine, devait s'emparer du parc de la Maison Blanche, le mettre en état de protéger son occupation en envoyant deux ou trois bataillons prendre position sur les hauteurs qui le dominent. Une brigade de cette division devait exécuter à elle seule cette entreprise, et son mouvement, subordonné à celui de la division de Malroy, ne devait pas commencer avant que cette division, ramenée à la droite, fût arrivée dans la partie de la plaine qui s'étend entre le plateau d'Avron et la Marne.

La division de Malroy, au lieu d'opérer par Villemonble pour aborder le plateau du Raincy, devait, en passant par le village de Rosny, marcher vers la Marne, puis suivre la route qui passe à Neuilly-sur-Marne et s'emparer par force de Villa Evrard, qu'on savait occupée. par l'ennemi. Elle devait ensuite gagner assez de terrain pour aller battre le pont de Gournay. Cette division devait ainsi former l'extrême droite de l'armée française. Son opération avait un double but; attirer l'ennemi à la défense de ses ponts de la Marne, l'empêcher de passer sur le pont de Gournay comme il avait à le faire pour porter ses troupes de sa gauche à sa droite à la défense des positions attaquées par notre 2ᵉ armée.

La modification apportée au plan primitif ne changea rien à la répartition de l'artillerie entre les deux divisions.

Chacune d'elles conserva quatre batteries, dont une de canons à balles.

Après avoir désigné le colonel de Chanal, mon chef

d'état-major, pour commander les batteries de la colonne de Malroy, et le lieutenant-colonel Fagueret, sous-chef d'état major, pour commander celles de la division d'Hughes, j'allai prendre les ordres du général Vinoy, qui me prescrivit d'aller diriger l'artillerie chargée d'attaquer Villa Evrard. Non-seulement, comme on le voit, je ne connaissais pas les troupes d'artillerie que je devais commander et qui avaient passé la nuit en marche, mais je n'avais pu ni étudier ni prévoir les dispositions à prendre pour mener à bien les opérations dont j'étais chargé.

Il était à peu près dix heures du matin lorsqu'on sortit du village de Rosny ; je pris la tête de la colonne d'artillerie qui marchait dans la direction de Neuilly-sur-Marne. Elle était précédée de toutes les troupes d'infanterie de la division. J'envoyai le lieutenant de vaisseau Conneau à la recherche du général de Malroy, pour le prévenir que je suivais immédiatement ses troupes avec quatre batteries.

Le général de Malroy, au moment où mon officier d'ordonnance l'atteignit, était arrêté avec toute sa colonne par une forte coupure qui avait été creusée antérieurement par les Français pour barrer la route. Cette coupure entravait absolument le passage, son fossé étant très-profond. Le général ayant fait chercher la compagnie du génie auxiliaire attachée à sa division, avait appris qu'elle était allée à Villemonble, et qu'elle se trouvait par conséquent fort en arrière. Cela provenait de ce que la petite troupe n'avait pas reçu avis de la nouvelle direction qu'elle devait prendre par suite du changement apporté au plan d'opérations primitif. Les autres troupes de la division n'avaient pas les outils nécessaires pour combler la coupure, aussi le général de Malroy put-il, non sans motif, se plaindre à moi, quand je l'abordai là pour la première fois, du préjudice que ces causes de retard pouvaient apporter à une entreprise qui devenait ainsi non-seulement plus périlleuse, mais d'un succès plus incertain. Je cherchai immédiatement le moyen d'éviter un plus long retard; j'aperçus le commencement d'un chemin compris entre deux murs qui se trouvait à gauche de la route. Je chargeai le lieutenant Conneau de suivre ce chemin pour voir s'il ne pourrait pas servir à tourner la coupure, et j'envoyai M. du Manoir à la recherche d'un passage vers la droite. Bientôt le lieutenant de vaisseau Conneau, parvenu à cheval au delà de la coupure, m'informa que l'artillerie pourrait passer à travers un enclos jusqu'à l'endroit où il était. Le préjudice qu'un retard prolongé nous aurait causé avait ainsi disparu. Dès que je me fus moi-même porté sur la route au delà de la coupure, j'eus en vue un amas de bâtiments situés en face, qui commençaient au bord de la route pour s'étendre à la droite. C'était Villa Evrard; et il s'agissait de s'en emparer. Nous n'en étions séparés que par une plaine nue. Le plan le plus simple semblait donc être de placer nos batteries dans cette plaine, en face des murs à battre; mais je ne crus pas devoir agir de cette manière, parce que je voyais en même temps sur la rive gauche de la Marne un coteau très-élevé où l'ennemi pouvait venir se placer pour dominer notre position. Je devais donc éviter avec soin d'ajouter à ce désavantage déjà trop marqué celui de présenter mes batteries placées sur une seule ligne à une enfilade qui rendrait meurtriers tous les projectiles lancés contre nous. Je pris immédiatement mes dispositions.

Deux batteries de campagne, l'une de 4, l'autre de 12, après avoir laissé leurs caissons en arrière dans les enclos situés à proximité, vinrent, d'après mes ordres, se placer l'une sur la route même, l'autre tout auprès. Celle-ci fut mise en batterie hors de la route, un peu à gauche, entre les dernières maisons qui la bordent; l'autre plaça ses pièces sur le trottoir de droite de la route, d'où, se trouvant un peu surélevée, elle pouvait tirer par-dessus l'accotement. Les six bouches à feu étaient là non pas entièrement masquées, mais du moins couvertes, ainsi que les canonniers, en grande partie. (Voir sur le plan le point de la route marqué *a*.)

Les deux batteries se trouvaient à 800 mètres environ de Villa Evrard, chaque bouche à feu avait près d'elle son avant-train, qui était placé irrégulièrement, car l'espace manquait.

Le général de Malroy voulut bien à ma demande envoyer des tirailleurs qui s'avancèrent vers Villa Evrard, déployés dans la plaine; je remarquai là un officier général à cheval qui dirigeait lui-même les tirailleurs; c'était le général Blaise, qui devait trouver bientôt la mort derrière ces murs contre lesquels il poussait ses gendarmes à pied régulièrement espacés comme à la manœuvre. Bientôt les balles sifflèrent, les tirailleurs se replièrent conformément aux ordres qu'ils avaient reçus, et mes deux batteries commencèrent leur feu. J'avais donné verbalement pour instructions au commandant de la batterie de gauche, la plus rapprochée de Villa Evrard, de tirer toujours six coups en visant sur le même point, de diriger d'abord ses projectiles sur la maison de gauche, la plus rapprochée de la route, et de tirer successivement contre chacun des bâtiments en allant de la gauche à la droite. L'autre batterie reçut la même instruction, si ce n'est qu'elle devait tirer d'abord contre le bâtiment de droite et battre successivement les autres en allant de la droite à la gauche.

Le général de Malroy m'ayant prévenu peu après que la

fusillade de l'ennemi venait surtout du bâtiment placé à notre gauche, je concentrai sur ce but le feu des douze pièces.

L'action venait d'être ainsi engagée lorsque je fus averti par l'un de mes officiers d'ordonnance, M. Dubourdieu, d'abord que l'ennemi paraissait sur les hauteurs qui dominent Noisy-le-Grand, puis, un peu plus tard, que c'était une colonne d'artillerie, et enfin que cette artillerie semblait prendre position derrière des épaulements préparés à l'avance. Je communiquai ces renseignements au général de Malroy pour qu'il pût faire évacuer la route occupée par une tête de colonne d'infanterie qui se trouvait en prise, mais il avait lui-même observé l'ennemi et il avait déjà donné des ordres pour masquer ses troupes, tout en les tenant prêtes à marcher contre Villa Evrard quand le moment serait venu. Pour moi, je résolus de continuer le feu sans tenir aucun compte des canons qui allaient tirer contre nous.

L'artillerie ennemie, bientôt établie dans les positions qu'elle avait préparées, ne tarda pas à diriger contre mes pièces des coups tirés lentement et pointés avec le soin nécessaire pour permettre de rectifier le tir. Mes bouches à feu n'étaient sans doute pas sur une ligne que l'ennemi pût enfiler, mais elles formaient des échelons qui, considérés chacun en particulier, étaient battus en rouage. Malgré cela, nous pûmes continuer quelque temps à tirer contre Villa Evrard. Comme il me restait une troisième batterie pouvant être employée contre des murailles, je cherchai pour elle un emplacement plus favorable que celui des deux autres, et je le trouvai à droite, un peu en avant de la coupure, dans une sorte de rentrant formé par des maisons qui s'éloignaient de la route, mais comme les voitures n'y

pouvaient arriver qu'en traversant le fossé de la route, trop
profond dans cet endroit, j'y fis pratiquer une rampe par
les sapeurs auxiliaires qui travaillaient tout auprès à raser
la coupure. Mes six pièces sans caissons traversèrent la
route et allèrent se mettre en batterie sur une ligne parallèle aux murs de Villa Evrard. Cette ligne eût été prise
d'enfilade par l'artillerie ennemie, mais placée dans le
rentrant, à l'endroit marqué *b* sur la carte, elle était mas-
quée complétement par des constructions et des arbres. Je
donnai l'ordre au commandant de cette batterie de tirer
toujours six coups sur le même bâtiment pour concentrer
son feu, mais de le diriger successivement sur les divers
bâtiments, en commençant par celui de droite pour aller
de la droite à la gauche. Cette batterie attira le feu des
défenseurs de Villa Evrard, et les canonniers entendirent
siffler des balles à leurs oreilles, mais rien ne vint entraver
leur action, car soit à cause de la distance, soit à cause du
trouble des fantassins ennemis, leur feu resta inefficace.

Pendant ce temps, l'artillerie prussienne réunissait tous
ses efforts contre mes deux autres batteries. Des canonniers tournèrent la crosse à gauche par un mouvement
instinctif, pour ne pas se laisser écraser sans se défendre;
puis des chevaux blessés, entraînant leurs avant-trains,
produisirent quelque désordre; enfin le feu de l'ennemi,
sans rien perdre de son extrême régularité, devint si vif
que tous, canonniers, sous-officiers et officiers, cherchèrent
à s'abriter, sans toutefois s'éloigner de leurs pièces.

A ce moment le capitaine Paul, commandant la quatrième batterie, celle des canons à balles, prenait une ini-
tiative aussi intelligente que hardie. Disposant ses pièces dans
un enclos à la gauche de la route, et les masquant habilement, il entreprenait de contre-battre seul toute l'artillerie

prussienne. La position qu'il occupait est indiquée approximativement sur le plan par la lettre *c*. Pendant que ses canonniers étaient assez bien abrités par des murs, je le voyais seul, en avant, porter son attention sur les effets de ses pièces pour régler leur tir, sans s'occuper de la grêle intense d'obus qui tombait à peu de distance sur mes deux premières batteries.

Ma troisième batterie continuait seule le feu sur Villa Evrard, quand, voulant savoir ce qu'avaient pu faire les troupes d'infanterie, j'envoyai M. le lieutenant de vaisseau Conneau chercher des informations. Il revint bientôt au galop par la route où tombait cette grêle d'obus, et il me cria de loin : « Ne tirez plus, les nôtres sont dans Villa Evrard. » L'infanterie du général de Malroy y était entrée en tournant par la gauche pour éviter de se mettre en vue du canon de l'ennemi. Je fis cesser le feu contre Villa Evrard, et ma première préoccupation fut d'abriter tout mon monde contre le feu dominant de l'artillerie allemande. Les canons qui avaient été mis en batterie sur la route furent ramenés dans les enclos où les caissons attelés avaient trouvé moyen de se masquer complétement. Il est à remarquer que l'artillerie prussienne cessait de tirer dès qu'on était abrité derrière un mur, soit qu'elle prît pour règle de ne pas tirer sans voir, soit qu'elle n'attendît aucun effet utile de ses projectiles munis de fusées percutantes, quand ils avaient un mur à traverser.

Nous avions suivi avec succès la première partie des instructions qui nous avaient été données; il restait à accomplir la dernière partie de notre tâche, celle qui consistait à aller canonner le pont de Gournay. Pensant qu'il importait surtout d'agir promptement pour ne pas laisser aux batteries prussiennes le temps d'aller prendre de nouveaux emplacements, j'allai immédiatement reconnaître la position. Je me portai sans escorte vers l'ennemi, accompagné seulement d'un de mes officiers d'ordonnance, M. du Manoir. Je m'avançai sur la route jusqu'à un point où elle commence à descendre vers Gournay. Je reconnus qu'il y avait là, un peu à gauche, un emplacement d'où mes batteries pourraient battre à petite portée, non pas, il est vrai, le pont lui-même, mais l'entrée d'une rue qui me paraissait en être le débouché. Elles canonneraient ainsi les maisons dans lesquelles l'ennemi devait chercher à se maintenir pour conserver ce point de passage important.

Je fis remarquer à M. du Manoir un témoignage du soin et de l'habileté de nos ennemis dans les plus petits détails de la guerre. A l'angle d'un mur du parc qui regarde Gournay, au point marqué *o*, on avait élevé un abri de branchages qui, vu de notre côté, ne pouvait pas se distinguer des buissons placés derrière. C'était le poste d'un guetteur. Ce soldat, chargé sans doute d'aller prévenir le poste voisin que nos troupes s'avançaient, n'avait qu'à suivre le mur du parc perpendiculaire à la route pour n'être pas aperçu pendant sa course. Heureusement pour nous qu'il observa rigoureusement sa consigne, qui était d'aller prévenir sans se laisser voir, sans quoi nous aurions reçu ses coups de fusil à bout portant.

Pendant que j'étudiais le fort et le faible de la position sur laquelle je me trouvais, je vis les tirailleurs de la division d'Hughes qui s'avançaient en faisant face à Villa Evrard. J'envoyai M. du Manoir dire à leur chef de leur faire changer de front, et ils appuyèrent leur droite à l'angle *o* du mur du parc qui borde la route. La brigade de cette division qui avait été chargée de s'emparer du parc de la Maison Blanche avait réussi dans cette entreprise, et bientôt la ligne de ses tirailleurs s'étendit de ce parc à celui qui est situé à l'ouest de Villa Evrard.

Je voyais en avant de nous, à petite portée de canon, une habitation considérable faisant partie du hameau le Chenay; elle était entourée de nombreux couverts dont il eût été bon de nous emparer pour assurer la gauche de mes batteries quand elles auraient pris position pour tirer contre Gournay. Ce succès aurait pu d'ailleurs décider l'ennemi à évacuer cette localité. Saisi de cette idée, je courus vers une batterie que j'aperçus dans la plaine, et comme le capitaine m'indiqua que le commandant de la brigade se trouvait à peu de distance, je le rejoignis pour lui proposer de diriger le feu de la batterie contre l'habitation ; mais cet officier général ne crut pas pouvoir coopérer à ce projet à cause de ses instructions, qui le forçaient à replier ses tirailleurs de la plaine pour diriger toutes ses troupes vers les hauteurs de gauche. Je revins alors sur l'emplacement que j'avais reconnu favorable au feu destiné à battre le pont de Gournay ; j'envoyai de là M. du Manoir informer le général de Malroy du résultat de ma reconnaissance et le prier de vouloir bien faire avancer jusqu'à cette position toutes les batteries soutenues par une partie de l'infanterie.

Le général de Malroy m'ayant rejoint sans perdre un instant, je lui fis voir l'emplacement que les batteries allaient occuper. Je lui montrai qu'elles pourraient battre très-énergiquement le débouché du pont de Gournay tant que l'artillerie ennemie ne serait pas venue s'établir sur les hauteurs de la rive gauche de la Marne qui nous dominaient, mais je lui dis qu'à ce moment-là nos batteries seraient prises en flanc et qu'elles ne pourraient plus rester dans cette position. J'ajoutai que dans ce cas nous trouverions un couvert pour nos pièces derrière le mur du parc près duquel nous étions. Une partie de notre infanterie s'y trouvait déjà garantie des vues de l'ennemi.

Les choses se passèrent conformément à ces prévisions. Trois de mes batteries se placèrent dans les terres labourées à l'ouest de la route et commencèrent leur feu. Comme leur ligne de bataille *do*, dirigée vers le Chenay, se trouvait très en l'air, je demandai au général de Malroy d'envoyer une ou deux compagnies de soutien pour protéger notre gauche. Dix-huit canons tiraient donc à travers la trouée de la route contre le débouché du pont de Gournay, et battaient les maisons du village qui nous faisaient face assez vigoureusement pour empêcher l'ennemi d'y rester logé. Ce tir aurait pu servir de préparation à une attaque véritable, et par là il eût pu concourir à une diversion de quelque importance. Notre infanterie serait peut-être entrée facilement dans le village, car nous n'y aperçûmes pas un seul ennemi. Mais la position qu'occupaient nos batteries, dominée comme elle l'était par les hauteurs de la rive gauche de la Marne, paraissait si peu sûre que le général Blaise, qui avait reçu l'ordre d'envoyer deux compagnies à la gauche de mes batteries, vint me prier de ne pas insister pour obtenir cette protection.

Pendant que nos batteries faisaient feu, M. Dubourdieu me signala de nouveau des batteries prussiennes que l'on voyait en marche sur le coteau de la rive gauche de la Marne, venant chercher des positions plus rapprochées de nous.

Ayant en vue l'exécution ponctuelle du programme qui nous avait été donné, et désirant rendre utile autant que possible la diversion que nous opérions, je ne discontinuai pas le tir immédiatement. Les canons de l'ennemi placés sur la rive gauche ouvrirent bientôt leur feu, mais ils commencèrent par tirer au-dessus de nos têtes dans la direction de la Maison Blanche, pour riposter à une batterie de la division d'Hughes qui les avait attaqués. Les canons à grande portée du plateau d'Avron renouvelèrent aussi en notre faveur l'essai d'une diversion déjà tentée précédemment, mais leur éloignement du but ne leur permettait pas de rectifier leur tir assez exactement pour obtenir un effet décisif.

Une protection plus efficace nous fut donnée par une seconde batterie de la division d'Hughes qui prit position à l'est du mur du parc de la Maison Blanche et qui joignit ses effets à ceux de la première.

Pendant un certain temps l'ennemi dirigea tous ses coups de leur côté, mais ces deux batteries ayant reçu l'ordre de se porter sur un autre point, l'ennemi, raccourcissant son tir, concentra sur nous tout son feu. Après quelques coups d'essai, ses obus tombèrent tous dans une zone comprenant nos batteries et n'ayant pas plus d'une soixantaine de mètres de profondeur. A ce moment je pris le parti de replier mes trois batteries pour les masquer derrière le long mur du parc. Je ne fis continuer le feu contre le débouché du pont que par deux canons de 12 placés sur la route et lançant leurs projectiles de manière à raser la petite élévation qui leur masquait les points à battre.

Je ne dois pas omettre de mentionner toutes les raisons qui concoururent à ma résolution de ne pas engager la lutte contre l'artillerie ennemie. La ligne de bataille de mes trois batteries s'étendait, comme je l'ai dit, dans la direction du Chenay, en se rapprochant des couverts où l'ennemi pouvait venir se placer sans être aperçu. Notre infanterie n'aurait pas pu nous protéger sans venir se mettre sur un terrain découvert et complétement en vue de l'artillerie prussienne; elle n'aurait certainement pas pu être maintenue là sous le feu du canon en restant immobile. Si les trois batteries auxquelles j'avais à joindre la quatrième composée de canons à balles avaient exécuté le changement de front à droite qui était nécessaire pour faire face à l'artillerie ennemie placée sur le coteau, elle se serait beaucoup rapprochée des premières maisons du village dont nous n'étions pas maîtres. Je ne devais entreprendre de contre-battre l'artillerie ennemie que dans le cas où notre infanterie eût été décidée à s'emparer de Gournay, mais cette entreprise elle-même n'aurait pas été prudente à moins d'occuper simultanément le Chenay, et cette opération serait sortie des limites de la diversion prescrite.

En même temps que je repliais les trois batteries qui avaient jusque-là continué leur feu, je faisais avancer la batterie de canons à balles pour qu'elle essayât de lutter seule contre les batteries prussiennes dont la distance ne paraissait pas hors de portée de ses coups. D'après mes instructions, le capitaine Paul, laissant ses caissons et ses avant-trains bien abrités par le mur du parc, plaça ses canons à balles dans le champ situé à gauche de la route, sa pièce de droite à hauteur de l'angle du mur et les autres sur une ligne de bataille parallèle aux hauteurs.

Cette batterie était ainsi quelque peu abritée et elle n'offrait à l'ennemi qu'un but de petite étendue. La lutte s'étant engagée, le tir de l'ennemi devint de plus en plus vif. Nos canons à balles le contre-battaient du mieux qu'ils pouvaient. Mais je vis, après un tir rapide de vingt à quarante coups, trois des canons à balles traînés à bras par les canonniers quitter l'un après l'autre leur place de bataille pour

aller se mettre à l'abri. J'appris, en m'y portant immédiatement, que l'encrassement s'étant logé entre la culasse fixe et
la culasse mobile, les gaz qui s'échappaient dans cet intervalle atteignaient le canonnier chargé de tourner la mani-
velle et même des servants plus éloignés. Une réparation
exigeant la suspension du feu dans le moment le plus inop-
portun était devenue nécessaire, et à ce moment le tir de
l'ennemi était si parfaitement ajusté, que ses obus tombaient
presque tous sur le terrain ferme de la route en avant de
la batterie, vers laquelle ils projetaient leurs éclats. J'avais
mis pied à terre, et pour encourager les canonniers des
trois bouches à feu qui continuaient bravement à combattre sous ce feu, je me portai au milieu d'eux. J'avais pu
constater qu'ils n'étaient nullement découragés par l'ab-
sence momentanée des trois canons à réparer, quand je
fus frappé à la cuisse par un éclat d'obus. M. Dubourdieu
et M. Conneau, qui avait mis pied à terre en même temps
que moi, m'empêchèrent de tomber, et je dus me laisser
porter à l'ambulance sans espoir de pouvoir revenir sur le
champ de bataille.

A ce moment l'artillerie que je commandais avait accompli sa double mission. Elle avait déterminé la prise de
Villa Evrard et elle avait opéré la diversion ordonnée
contre le pont de Gournay.

Quoique mon récit soit terminé, puisque je n'ai rien vu
de ce qui a suivi, je ne veux pas abandonner la plume sans
dire comment, transporté sur une civière, j'ai trouvé sur le
champ de bataille même un habile chirurgien, le docteur
Joulin, qui, muni d'une voiture à comestibles, formait à
lui seul une ambulance volontaire. C'est sans aucun doute
au pansement définitif qu'il a pu me faire immédiatement

après avoir retiré de la plaie des fragments de plomb, que je dois la guérison d'une blessure profonde et dangereuse qui pénétrait jusqu'à l'os et touchait à l'artère.

On me rapporta dans l'intérieur de Paris, où je fus tenu au courant de ce qui s'était passé après mon départ. La démonstration d'attaque contre le pont de Gournay n'avait pas été continuée. Le général de Malroy avait réparti ses troupes dans Villa Evrard et dans Neuilly-sur-Marne, en ordonnant de prendre des dispositions de défense. Villa Evrard fut attaqué pendant la nuit; la panique se répandit parmi nos soldats, le général Blaise fut tué, et ce malheureux événement amena la résolution d'abandonner notre seule conquête de la journée, car pendant qu'à l'extrême droite de la ligne de bataille deux officiers généraux sur trois avaient été mis hors de combat, la 2e armée n'avait guère fait au centre et à la gauche que des tentatives demeurées absolument infructueuses.

J'eus plus tard la satisfaction de voir que la conduite honorable des troupes que j'avais commandées avait été favorablement appréciée. De nombreuses récompenses leur furent décernées. Parmi les officiers qui me tenaient de plus près : le colonel de Chanal, mon chef d'état-major, fut promu au grade de général de brigade, et le capitaine Saunier, mon aide de camp, au grade de chef d'escadrons; M. Dubourdieu, sous-lieutenant de gardes mobiles, mon officier d'ordonnance, reçut la croix de chevalier de la Légion d'honneur.

PARIS. — IMPRIMERIE DE E. MARTINET, RUE MIGNON, 2.

Le Spectateur militaire

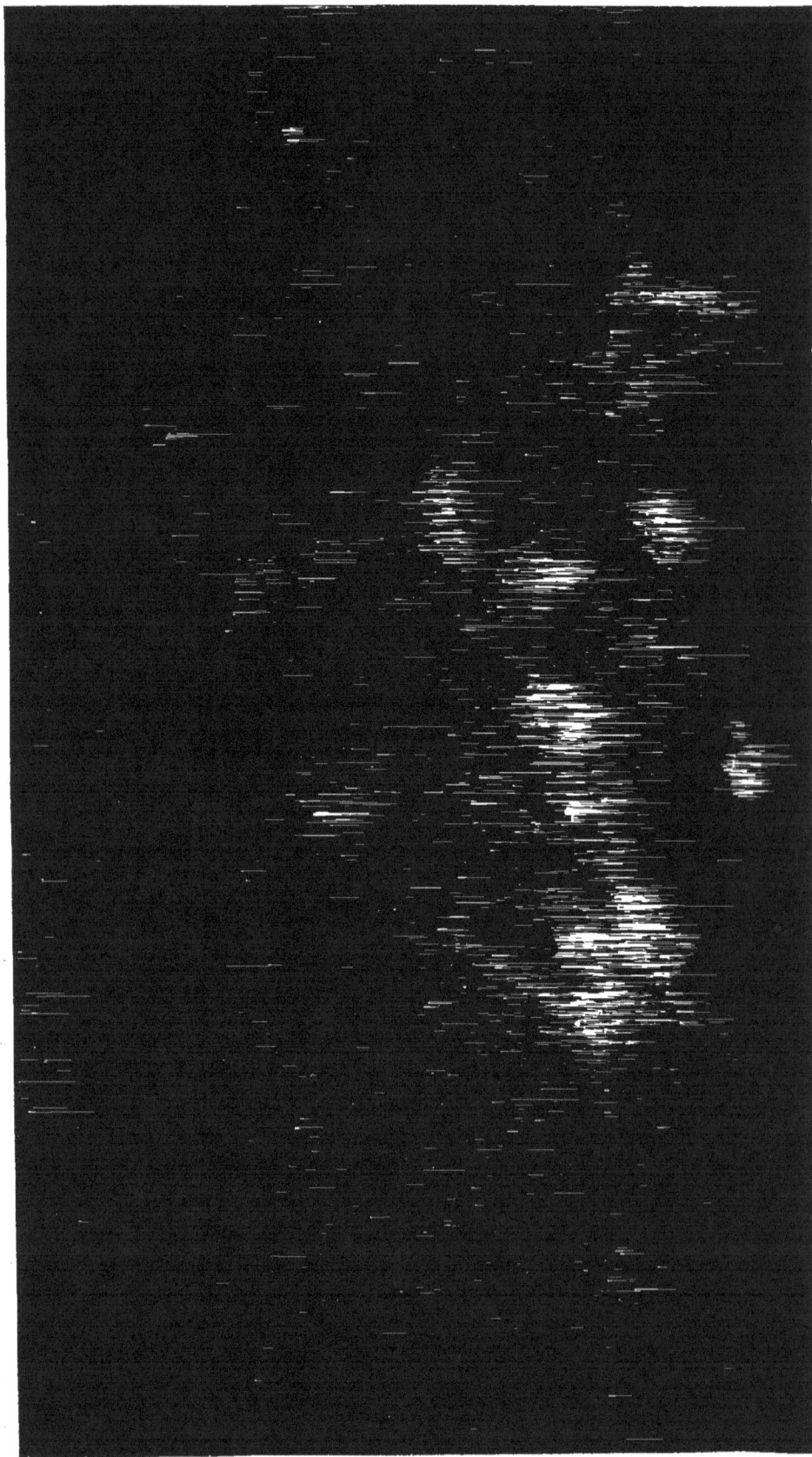

PARIS. — IMPRINERIE DE E. MARTINET, RUE MIGNON, 2.

www.ingramcontent.com/pod-product-compliance
Lightning Source LLC
Chambersburg PA
CBHW071529200326
41519CB00019B/6129